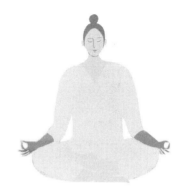

与自己和解

用禅的智慧治疗神经症

包祖晓　包静怡 —— 主编

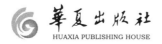

华夏出版社
HUAXIA PUBLISHING HOUSE

编委会

前　言

　　神经症（Neurosis），既往亦称神经官能症，现在多俗称为"心理障碍"，以"意识的心理冲突"和"精神痛苦"为核心表现，具有发病率高、复发率高、患者社会功能明显减退等特点，严重影响着患者的生活质量，同时也给社会带来了沉重的负担。近年来，随着生活节奏的加快，学习、就业、工作压力的增大，竞争加剧以及个体对自我期望值的提高，精神压力也随之增大，神经症的患病率呈上升的趋势。据估计，90% 以上的神经症病人从未到精神科诊治。因此，充分认识和有效治疗神经症已成了我们重要的医学课题和社会责任。

　　目前，有关神经症治疗的主流方法有心理治疗和药物治疗。可是，抗抑郁药和抗焦虑药等精神科药物不像抗生素治愈细菌感染那么彻底，它们并不能"根治"疾病，一旦停止治疗，精神科药物的疗效往往就会消失，而且很多病人都会复发。这样，即使最有效的药物，也不是解决心理问题的理想方法。目前常用的心理治疗方法亦是如此，对于暂时缓解精神障碍的某些症状是有效的，却没有明显提高对生活感到幸福、满意的人群比例。

　　因此，在施行经典的药物治疗和心理疗法之外，医患双方都从未停止过寻找神经症的其他疗愈之道。例如，美国精神医学家阿方索·凯斯都在 20 世纪 60 年代，融合了西方现象学及东方宗教（瑜伽、密宗和禅学）的理念、技巧，创立了一种治疗神经症的综合疗法——精神和谐学疗法。1997 年，哈佛大学的一项研究指出，大部分患有抑郁症及焦虑症的美国人都宁愿选择"另类和补充"疗法，而不愿选择传统的心理或药物疗法。

　　近年来，我们在神经症的临床实践中开展了正念禅修及阅读禅学故事、语录和诗偈等禅疗方法，发现禅学方法的使用对减少抗抑郁药和抗焦虑药等精神科药物的用量、缩短病程、促进患者康复都大有帮助；对轻症患者，禅疗方法可以单独使用。

有鉴于此，我们在紧密结合神经症临床经验的基础上，反复研读与神经症有关的禅学文献，本着"古为今用、洋为中用"的原则编写了《与自己和解：用禅的智慧治疗神经症》，希望对提高神经症的治疗效果有所裨益。

本书分3篇，共9章。基础篇在介绍神经症的概念、临床表现与诊断依据、治疗现状与难点的基础上，对神经症禅疗的可行性、禅学中的人生观和人性观、神经症的禅学病理观和病因观、禅悟和禅定的心理治疗思想等进行深入探讨。正念禅修篇除系统整理正念禅修的概念、特质、常见误解及价值外，对正念禅修治疗神经症的原理进行了详细的论述，对神经症的常用正念禅修方法进行了全面的介绍。智慧疗法篇围绕着神经症患者的临床情况，精选适合神经症治疗的禅学格言、诗偈和故事，并结合现代心理学和精神医学知识，对神经症进行生动形象的体悟与阐释。

尽管本书是一部系统论述神经症禅学治疗的专著，但并不是教你追求特殊的开悟境界。不企图达成有别于当下的意识状态，不参公案或话头，透过专注禅定引发三昧之境；而是帮助修习者维持感官的开放度，留意身心在每个当下的反应与变化，逐渐增强对身体的觉知力，愈来愈细微地发现意识底层的焦虑感，学习如何对瞬息万变的思维活动进行标示，领悟人生、人性、健康、疾病等方面的禅学观点，以勘破那些在早期成长过程中所种下的错误信念和方法，突破这些根深蒂固的制约系统，学会"正念"地、"智慧"地活在"此时此地"之中。

本书最大的特点是：在理论阐述方面，把与神经症有关的精神医学知识、心理学知识及禅学知识进行整合，力求雅俗共赏；在治疗方面，强调实用性和可操作性。适合精神科医师、心理咨询师、精神科护士、神经症患者及家属、禅学爱好者、心理学爱好者阅读和使用，也可供健康人群、"亚健康"人群等修身养性之用。

包祖晓

2014 年 12 月

目录

基 础 篇

第一章　神经症概述 / 3

神经症的概念 / 3

神经症的临床表现及诊断依据 / 6

神经症的治疗现状及难点 / 10

第二章　神经症禅疗的理论基础 / 12

神经症禅疗的可行性分析 / 13

禅学中的人生观和人性观 / 14

神经症的禅学病理观和病因观 / 28

第三章　神经症禅疗的实践基础 / 39

禅悟的实践及其心理治疗思想 / 39

禅定的修习及其心理治疗思想 / 51

正念禅修篇

第四章　关于正念禅修 / 59

什么是正念禅修 / 59

正念的特质 / 61

对正念禅修的常见误解 / 65

正念禅修的价值 / 68

第五章　正念禅修治疗神经症的原理 / 73

转变大脑的反应模式 / 73

改变大脑的功能和结构 / 81

第六章　神经症常用的正念禅修方法 / 84

态度和准备工作 / 84

观呼吸训练 / 89

观躯体感受训练 / 92

观情绪训练 / 96

观念头训练 / 100

其他正念修习方法 / 104

智慧疗法篇

第七章　疗愈神经症的禅门经典语录 / 119

生死事大，无常迅速 / 119

烦恼即菩提 / 122

皆令自悟自解 / 127

应无所住而生其心 / 131

迷人口说，智者心行 / 133

无念为宗，无相为体，无住为本 / 134

不异旧时人，只异旧时行履处 / 136

但愿空诸所有，慎勿实诸所无 / 138

无心道易寻 / 140

直心是道场 / 142

春来草自青 / 144

好雪片片，不落别处 / 145

如人饮水，冷暖自知 / 149

心无挂碍，无挂碍故，无有恐怖 / 151

第八章　疗愈神经症的禅门诗偈 / 153

身是菩提树 / 153

菩提本无树 / 154

慧能没伎俩 / 156

佛法在世间 / 158

了身何似了心休 / 162

城外土馒头 / 164

黄叶任从流水去 / 167

万事无如退步人 / 169

他人骑大马 / 171

但能放下自天然 / 172

只今便道只今句 / 174

第九章　疗愈神经症的禅门故事 / 176

日面佛与月面佛 / 176

未上树之前是怎么样的 / 178

到火炉里避暑 / 179

行脚僧与独眼龙 / 180

没有生死 / 182

有一个不忙的 / 184

呼唤主人公 / 186

牧牛 / 187

放下 / 188

扫尘埃 / 190

听到音乐声了吗 / 191

不如小丑 / 193

自性平等 / 196

坏脾气来自哪里 / 197

主动接受挑逗 / 199

禅师解梦和治病 / 201

妄心生暗鬼 / 202

"我"在哪里 / 206

善待自己的身体 / 208

去死一回吧 / 212

你想多了 / 215

活在当下 / 216

顺其自然和保持平常心 / 220

摆脱完美主义 / 222

行动本位 / 224

工作具有治疗作用 / 225

人往往是自己吓自己 / 228

善于忙碌 / 233

第 84 个烦恼 / 235

生病是解决冲突情境的方法 / 236

心静自然凉 / 238

主要参考文献 / 241

基 础 篇

在这个充满紧张和挫败的世界里，我们必须要让人寻求更高灵性的内心生活，不是去避免痛苦和逃避问题，而是正视赤裸裸的现实，正视人们的平凡普通。

——托马斯·默顿

医生应该明白无形的东西。凡是可见的东西应属于他的知识范围，他应该像普通人一样能够从症状来识别疾病。但是，这离成为医生还远。只有当他也了解那些无名无形的、非物质的、且有影响的东西时，才有资格成为医生。

——帕拉塞尔苏斯

所有不同形式的治疗都有共同的临床策略，即为病人提供另一种看待自己、他人行为及周围世界的方式。

——戈尔弗里德

第一章 神经症概述

神经症是一组神经机能性疾病的概括，是通过各种理化检查，已排除器质性病变之后的一种功能性疾病，主要表现为精神活动能力下降、烦恼、紧张、焦虑、抑郁、恐惧、强迫症状、疑病症状或各种躯体不适感。

WHO 根据各国的调查资料推算，人口中的 5%～8% 有神经症或人格障碍，是重性精神病的 5 倍。在各类医疗机构中，神经症在就诊病人中均占相当高的比例。在英国全科医生的门诊中占 63.2%，我国成都（1984）报告，在县医院门诊病人中 9.5% 为神经症；河北的调查结果为 9.4%。2001 年出版的《综合医院精神卫生》一书绪论提及，在综合医院初诊患者的分类中，略高于 1/3 的患者为躯体疾病，接近 1/3 的患者为心理疾病（神经症），其余 1/3 的患者为与心理因素密切相关的躯体疾病（心身反应）。

与高患病率形成鲜明反差的是，神经症的漏诊率很高。据估计，90% 以上的神经症病人从未到精神科诊治。因此，充分认识和有效治疗神经症已成了我们重要的医学课题和社会责任。

本章将主要概述神经症的概念、临床表现及诊断依据、治疗现状及难点。

神经症的概念

一、什么是神经症

神经症（Neurosis）属于非精神病性障碍，既往亦称神经官能症，现在多俗称为"心理障碍"。《中国精神疾病分类方案与诊断标准》第 3 版（CCMD-3）

3

中把神经症概括为："一组主要表现为焦虑、抑郁、恐惧、强迫、疑病症状或神经衰弱症状的精神障碍。本障碍有一定人格基础，起病常受心理、社会（环境）因素影响。其症状没有可证实的器质性病变作基础，与病人的现实处境不相称，但病人对存在的症状感到痛苦和无能为力，自知力完整或基本完整，病程多迁延。各种神经症性症状或其组合可见于感染、中毒、内脏、内分泌或代谢和脑器质性疾病，称神经症样综合征。"

著名的精神医学家许又新教授提出："神经症是一种精神障碍，主要表现为持久的心理冲突，病人觉察到或体验到这种冲突并因之而深感痛苦且妨碍心理功能或社会功能，但没有任何可证实的器质性病理基础。"

根据这些定义，神经症的特点可概括为以下 5 点：

• 意识的心理冲突：病人察觉到自己处于一种无力自拔的自相矛盾的心理状态，感到不能控制他自认为应该加以控制的心理活动，如焦虑、持续的紧张心情、恐惧、缠人的烦恼、易激惹、自认为毫无意义的胡思乱想、强迫观念等。通俗地讲，神经症病人总是自己跟自己过不去。

• 精神痛苦：神经症是一种痛苦的精神障碍。没有痛苦，就不是神经症。喜欢诉苦是神经症病人普遍而突出的症状。

• 病程多呈迁延性或发作性。

• 妨碍病人的心理功能或社会功能。

• 没有任何器质性病变作为基础。

二、容易与神经症相混淆的疾病

在中国，神经症的病名曾引起不少人的误解与恐惧。容易与神经症相混淆的疾病主要有下面几种。

（一）神经病

有的人把神经症与"神经病"混为一谈。"神经病"又称"神经疾病"，是神经系统疾病的简称，指人体内神经系统受损后产生的疾病，以脑、脊髓、周围神经等的器质性病变为主。例如，头部外伤会引起脑震荡或脑挫裂伤；细菌、真菌和病毒感染会造成各种类型的脑炎或脑膜炎；先天性或遗传性疾病可引起儿童脑发育迟缓；高血压、脑动脉硬化可造成脑梗死、脑溢血等等。

（二）精神病

有一些人常把神经症与"精神病"相混淆。从广义上讲，"精神病"是精神疾病的简称，不但包括重性精神病，同时也包括焦虑、抑郁、神经衰弱、痴呆、睡眠障碍等，是指在各种生物学、心理学及社会环境因素共同作用下，大脑功能失调，并导致认知、情感、意志和行为等精神活动出现不同程度障碍为临床表现的问题或疾病。从这一角度看，神经症属"精神病"的范畴，故以前的精神医学教材常将其称为轻型精神病。从狭义上讲，"精神病"往往是指重性精神病（如精神分裂症、更年期精神病、老年性精神病、躁狂症等），表现为精神失常，病人把主观体验和外界客观现实混为一谈，具有幻觉、妄想等精神病性症状；常缺乏自知力，不会主动求医；常伴有行为紊乱或冲动毁物行为，不能为社会所接受，其工作、学习能力严重受损。而神经症患者却能保持相当的自知力，会主动要求治疗；人格保持相对的完整，社会现实检验功能未受损害。

（三）癔症

癔症也称歇斯底里症，是指一种以解离症状（部分或完全丧失对自我身份的识别和对过去的记忆，又称癔症性精神症状）和转换症状（在遭遇无法解决的问题和冲突时产生的不愉快心情，以转化成躯体症状的方式出现，称癔症性躯体症状）为主的精神障碍。这些症状没有可证实的器质性病变作为基础。本障碍有癔症性人格基础，起病常受心理、社会（环境）因素影响。除癔症性精神病或癔症性意识障碍有自知力障碍外，其他自知力基本完整。

传统上，癔症被视为神经症的一种。也有一派观点倾向于认为癔症是独立于神经症以外的一个类型。许又新教授提出，把歇斯底里从神经症（不包括歇斯底里的神经症）里区分出去对歇斯底里症和神经症都有好处：在理论上，两者描述性定义的发展将促进病因、病理等许多问题的解决；在实践上，歇斯底里与诈病的区别、歇斯底里与许多神经科疾病的鉴别诊断、歇斯底里的特殊治疗，都将得到更有效的发展。在CCMD-3的分类系统中，癔症与神经症也是分开的。

（四）应激相关障碍

急性心因性反应（急性应激障碍）、延迟性心因性反应（创伤后应激障碍）、适应障碍等应激相关障碍，是指一组主要由心理、社会（环境）因素引起的异常心理反应而导致的精神障碍，也称反应性精神障碍，在 CCMD-3 的分类系统中不属于神经症范畴。

（五）心理因素相关生理障碍

神经性厌食、神经性贪食及神经性呕吐等进食障碍，各种由心理、社会因素引起的非器质性睡眠与觉醒障碍（如失眠症、嗜睡症及某些发作性睡眠异常情况），性欲减退、阳痿、早泄、性高潮缺乏、阴道痉挛、性交疼痛等非器质性性功能障碍，在 CCMD-3 的分类系统中也不属于神经症范畴。

神经症的临床表现及诊断依据

一、临床表现

总体来说，神经症的核心表现是焦虑，并屡有继发性抑郁；同时经常伴有某些躯体症状，较多的是自主神经功能紊乱，也可发生某些脏器的特殊症状，甚至是讲不清所以然的身体不适。下面介绍几种常见神经症的临床表现。

（一）恐惧症

又称恐怖症、恐怖性焦虑障碍，而诱发焦虑的仅是或主要是一个容易识别的、现实中并不危险的情境或物体，结果却造成病人对这些情境或物体的回避，或是带着畏惧去忍受，其严重程度可从轻度的不安一直到恐惧。病人的担忧可能集中在个别症状上，如心悸或感觉要晕倒，同时会伴有继发恐惧，如害怕会死、发疯。恐惧症又常分为以下三类：

第一类称为"广场恐怖"，表现为不仅害怕开放的空间，也害怕置身于人群，如害怕进入商店、人群或公共场所。有些病人因此而整日待在家中，一些病人因为想到在公共场所处于无助之中，就恐慌不已。

第二类称为"社交恐怖"，常开始于少年期，核心症状围绕着害怕在小团体中被人审视，导致对社交情境的回避。如害怕在公共场所进食、公开讲话或遇到异性等，也可以扩大到涉及家庭以外的几乎所有情境。因害怕而在公共场所呕吐是这类患者的重要症状。社交恐怖通常伴有自我评价低和害怕批评，可伴随有脸红、手抖、出汗、恶心或尿急等情况。

第三类称为"特定恐怖"，表现为局限在高度特定的情境，比如害怕接近某种动物，害怕高处、雷鸣、黑暗、飞行、封闭空间、进食某些东西、在公厕大小便，以及害怕接触有某种疾病的人等。

（二）惊恐障碍

惊恐障碍的基本特征是焦虑的反复发作。焦虑发作不局限于任何特定的情境或某一类环境，人们很难预测。突发的心悸、胸痛、哽咽感、头昏是常见的症状。一次发作一般仅持续数分钟，但有时长一些，发作频率和病程都有相当大的差异。处于惊恐发作中的病人常体验到害怕、心跳加速、血压升高、出汗等，这致使病人十分急切地想离开他所在的场所。如果这种情况发生在特定情境，如在公共汽车上或置身人群中，病人以后可能再也不想去那里。

（三）广泛性焦虑障碍

广泛性焦虑障碍的基本特征为对很多东西都有持续的焦虑，患者对日常生活中的一些问题总是会无端地过分担忧，不时担心未来可能发生的甚或是不可预料的某些危险，以致整天提心吊胆、惶恐不安。躯体性焦虑症状经常存在，自主神经功能紊乱、胸闷、心悸、气促、头昏、头晕、出汗、腹胀腹痛、腹泻及尿频等症状时有发生。可有明显的运动性不安，如坐立不安，甚至搓手顿足，也可见眼睑、面肌或手指的震颤。常伴有难以入睡、易醒和早醒等睡眠障碍。

（四）强迫性障碍

强迫性障碍的基本特征是，在头脑中反复出现某个想法（强迫思维），或重复做某个动作（强迫行为）。

强迫思维是指持续地、不受意识控制地进入人的脑海，并导致出现严重焦虑或精神紧张的想法、影像、观念或冲动。最常见的强迫思维主要与灰尘、污物有关。其他常见的还包括攻击冲动（如伤害别人）、性幻想（如反复闪现色情的影像）、反复怀疑（如担心没有关好门窗）。普通人偶尔也会产生这样的想法，但他们大多可以忘记或忽略这些想法；强迫症患者则无法阻止自己的这些念头。

强迫行为是指个体认为自己必须完成的某些重复的举动或心理活动。强迫行为和强迫思维之间可能存在联系，如强迫症患者会被驱使着将某种行为、仪式动作重复一定的次数，成为一种严格的程序，如果不能正确地执行这一程序，他们就会产生强迫思维和强迫行为。但有时强迫思维和强迫行为之间没有明显的联系。例如，某男孩的强迫思维是反复担心自己的眼神看着别人，而他的强迫行为是走路时必须每隔三大步走一小步，上厕所时必须把卫生纸撕成1厘米宽的条状，然后扔进马桶冲走。患者不知道这些行为与脑中的强迫思维有关系，他只是知道自己必须这么做。

（五）躯体化障碍

主要特征为多种多样、反复出现、时常变化的躯体症状。在转诊到精神科之前，症状往往已经存在很多年。大多数病人有过与综合性医院长期接触的经历，其间有进行过许多次没有发现异常的检查或一无所获的手术。

病人的症状可能涉及身体的任何部位，但最常见的是胃肠道感觉，如疼痛、打嗝、反酸、呕吐、恶心等，异常的皮肤感觉，如痒、烧灼感、刺痛、麻木等，性及月经方面的不适情况也很常见。

（六）疑病障碍

病人持续存在某个先入为主的观念，认为可能患有严重的疾病。

病人有持续的躯体不适，正常或普通的感觉常被他视为异常和令人苦恼的。病人通常只在意身体的一个或两个器官，对患病的坚信程度及症状的描述在每次就诊时通常有所不同。很多病人，特别是轻症病人，仅在基层医疗保健机构或非精神科的专门医疗机构就诊，转诊精神科常招致他们的不满。同时，某些病人用症状左右或操纵着家庭及社会关系，损害了社会功能。

（七）疼痛障碍

疼痛障碍是一种不能用生理过程或躯体疾病合理解释的、持续而严重的疼痛，患者为此感到痛苦，并影响其社会功能。疼痛的发生与心理社会问题或情绪冲突有关。医学检查未能发现与疼痛部位有关的器质性变化。病程迁延，在6个月以上。疼痛可位于体表、深部组织或内脏器官，常见头痛、腰背痛、慢性盆腔痛等。患者常因疼痛而反复就医，服用多种药物，伴有焦虑、抑郁、失眠等症状。以女性为多见，发病高峰年龄为30~50岁，她们容易对合并镇静或止痛药物有依赖。

（八）躯体形式自主神经紊乱

躯体形式自主神经紊乱是一种主要受自主神经支配的器官系统（如心血管、

胃肠道、呼吸系统）发生躯体障碍所致的神经症样综合征。病人在自主神经兴奋症状（如心悸、出汗、脸红、震颤）基础上，又发生了非特异的、但更有个体特征和主观性的症状，如部位不定的疼痛、烧灼感、沉重感、紧束感、肿胀感，经检查相关器官和系统无实质性病变。因此，本障碍的特征在于有明显的自主神经受累、非特异性的症状附加了主观的主诉，以及坚持将症状归咎于某一特定的器官或系统。

（九）身体变形障碍（体像障碍）

身体变形障碍主要见于青少年或成年早期，患者坚信自己身体的外表，如鼻子、眼睛、嘴唇等部位存在严重缺陷，或变得很难看，要求施行矫形手术；但实际情况并非如此，即使其外貌有轻度变异，也远非患者认为的那么难看。这种观念不为解释所动摇，带有明显的情绪色彩；就患者的文化背景而言，可以理解，并不荒谬，因而具有超前观念的特点。患者无其他精神病性症状，不符合精神病的诊断标准。对这类单症状病例，治疗较难，预后不佳；有的病例需长期随访，才能最后排除精神分裂症或偏执状态的诊断。

（十）神经衰弱

神经衰弱的表现形式有很大的个体差异。有些病人用脑后倍感疲倦，常伴有职业成就感或工作效率的下降。病人往往会说："使人分心的联想或令人不快的回忆闯入脑海中，很难集中注意力，整个思维活动没有效率。"另一些病人，在轻微的体力劳动后即感虚弱和极度疲乏，伴以肌肉疼痛和不能放松等症。美国等西方国家，现已取消了这一诊断名称。

二、诊断依据

目前，虽然精神疾病还没有特异的生物学指标，但随着研究的深入和发展，精神病学家根据对神经症的普遍性认识制定了统一的诊断标准。目前国内精神医学界诊断神经症常参照 2001 年发布的《中国精神疾病分类方案与诊断标准》第 3 版（CCMD-3）中的神经症诊断标准。

【症状标准】至少有下列 1 项：①恐惧；②强迫症状；③惊恐发作；④焦虑；⑤躯体形式症状；⑥躯体化症状；⑦疑病症状；⑧神经衰弱症状。

【严重标准】社会功能受损或无法摆脱的精神痛苦，促使其主动求医。

【病程标准】符合症状标准至少已 3 个月，惊恐障碍另有规定。

【排除标准】排除器质性精神障碍、由精神活性物质与非成瘾物质所致的精神障碍、各种精神病性障碍，如精神分裂症、偏执性精神病及心境障碍等。

神经症的治疗现状及难点

神经症是一种精神痛苦、且对患者的社会功能和社会适应性损害较为严重的疾病，不当的治疗又会引起其他严重的情绪障碍和躯体损害。如何对神经症进行有效的治疗成了医患双方共同关注的重点。

一、治疗现状

目前，治疗神经症的方法主要有药物治疗和心理治疗。

神经症的药物治疗主要基于神经症可能存在的某些生化及病理变化，半个世纪以来的临床实践也确实见证了药物治疗的临床疗效。例如，帕罗西汀、西酞普兰、文拉法辛等药治疗焦虑症的疗效显著；帕罗西汀、氟西汀、舍曲林、氯米帕明等药治疗强迫症具有良好的效果。但是，精神科的临床经验告诉我们，抗抑郁和抗焦虑药物不像抗生素治愈细菌感染那么彻底，它们并不能"根治"症状。这样，即使最有效的药物，也远远不是解决"情绪"和"思想"健康问题的理想方法。此外，我们通过临床发现，相当部分神经症病人往往回避自己的心理事实和客观现实，迷信药物，到处求医问药，即使疗效不显著，却持有"吃药总比不吃好"或"没有别的办法了"的错误想法，不仅造成医疗资源的大量浪费，也对身体造成了损害。因此，有些心理治疗专家反对用药，不无道理。

在心理治疗方面，认知治疗、行为治疗、森田疗法、精神分析疗法等在神经症的治疗中发挥了重要的作用。例如，姚建军等的研究证实森田疗法在神经症的治疗中有效果；韩金霞等应用认知疗法对强迫症患者进行治疗取得了较好疗效。但是，我们也要看到，心理治疗往往针对的是轻、中度患者，当症状严重或心理干预不可用时，应考虑先使用药物控制临床症状。当然，也可在急性发病期联合应用药物治疗和心理治疗，这样可以加强治疗效果，等症状缓解后再采用一种治疗方法维持治疗。

二、治疗难点

神经症深深地扎根于相对稳定的人格里。中国俗语有云："江山易改，本性难移。"对于神经症的治疗来说，"霍然而愈"是不太可能的，即使出现也是表面的、短暂的。因此，要想使神经症患者长期摆脱"精神痛苦"，有必要在药物治疗和心理治疗之外，寻找以"自我训练"为基础的长期治疗方法。

再者，"不识庐山真面目，只缘身在此山中"，神经症患者"只活在自己的脑袋里"，其心理冲突来源于自我否定性压抑（这是一种意识的心理过程，旨在把某种情欲和观念从意识领域里驱赶出去，深埋于潜意识中）。因此，不论采用何种心理治疗技术和理论，治疗神经症的关键环节是"去压抑"，把"真我"从压抑中解放出来，重新认识自己和世界。对于如何"去压抑"，现代心理学中方法不少，但似乎都过于复杂与繁琐，需要一次次地在医生指导下进行，不方便病人自我修习。

此外，"一方水土养一方人"，神经症与社会文化关系较为密切，正如许又新教授所说："患病行为是文化的函数。"目前，国内心理治疗基本是引进和模仿西方理论、西方模式，深受西方文化与西方社会习俗的影响。虽然设计较严密、手段先进、实证性强，但这些成果的可信度和可行性都有一定的地域限制。因此，如何运用与中国的文化相切合的心理治疗方法，是神经症治疗与康复过程中的又一难点。

第二章　神经症禅疗的理论基础

神经症患者的痛苦在于心理冲突，而这种心理冲突又根植于神经症人格（冲突人格）。这类冲突人格者常表现出：

· 感到控制不住自己的情绪和思想，同时又觉得非控制住不可；

· 由于自我强求或爱面子而感到持续的精神紧张而无法使自己放松；

· 经常后悔，却悔而不改，老是重复同一水平或同类性质的错误；

· 对未来没有信心，又绝不甘心；

· 模糊而强烈的委屈感；

· 完美主义；

· 不安全感，缺乏照顾自己的能力；

· 自卑与自大的冲突、过分争强好胜或对自己的道德水平估计过高，以道德观念强和富于正义感自负；

· 回避行为；

· 不能坚持自我，过度需求他人认可；

· 过度的控制欲；

· 压抑情感；

· 缺乏人生意义和目标。

综观禅学典籍可发现，禅学主要研究的是：生从何处来？死往何处去？要发掘出生命的基因，永恒不变的那个因素是什么？要把捉到自己生命的永恒相，要发掘出自己的原本心，最初是个什么形态？要求证出何以光明解脱的佛祖和烦恼愚昧的众生是平等的？如何是自他不二？我和你明明是两个人，我要掏你口袋里的钱，你会向派出所报案，为何称为自他不二？这些都是生命的问题，生命本质的问题。简单地说，禅学是生命之学，其研究的核心问题是"人生"和"人性"的问题。

从一定程度上可以说，禅学似乎是专门为神经症患者消除痛苦、摆脱其冲突人格而设置的。下面将从神经症禅疗的可行性、禅学中的人生观和人性观、神经症的禅学病理观和病因观等方面对神经症禅疗的理论基础作进一步论述。

神经症禅疗的可行性分析

在我国历史上，宗教长期以来在稳定社会秩序、安定人心上起过举足轻重的客观作用。在现有宗教中，佛教是中国信众最多的宗教，它根深叶茂，源远流长，义理精深，影响巨大，绵延至今。佛学传入中国后和中国原有的文化思想相接触，不断融合，不断发展，成为中华民族精神财富的重要组成部分。千百年来，民族文化、民族心理深深地烙着它的印迹，人们的躯体、意识都或多或少地受其不同程度的影响。正如国务院国家宗教事务局局长叶小文教授提出："随着时代的发展，在中国构建和谐社会的进程中，佛教所具有的深刻和谐思想与和平理念，可以在缓和人与自然、人与人之间的紧张关系，以及促进社会和谐等方面发挥独特作用。"

在国外，自 20 世纪 60 年代起，伴随着人本主义心理学的崛起，西方心理治疗界对禅学产生了浓厚的兴趣。产生于日本的"森田疗法"与"内观疗法"，和近年来受到重视的"正念减压疗法""正念认知疗法"与"辩证行为疗法"等，都是以禅学的理论与方法为基础的。禅学在心理治疗中的作用有如台湾游乾桂先生在《心灵医师》中所说："这些年来，东方的心理治疗开始出现一股'寻根'的热潮。日本铃木大拙的禅宗治疗得到西方心理学者如弗洛姆、荣格等大师的称赞，终于有了一点起色，1980 年之后，东方的心理学终于进入了西方心理学课本之中。"

现代研究发现，基于正念的减压疗法（MBSR）和正念认知疗法（MBCT）不仅用于高压力人群如慢性疾病儿童的照顾者的减压，也用于焦虑症、抑郁症、饮食疾患及强迫症等心理疾患的治疗，还用于长期慢性疼痛、癌症、中重度银屑病等躯体疾病的康复治疗；辩证行为疗法（DBT）对边缘型人格障碍患者（BPD）具有良好的治疗效果。此外，快速眼动脱敏治疗（EMDR）产生疗效的机制，也在于诱发了"正念"状态，让患者能够采取一种非评价的观察者的视角对待各种心身反应。

因此，尽管禅学脱胎于佛教，但早已超越了宗教，变成一种快乐生活的艺术及高级的心理治疗方法。正如精神医学家贝诺瓦所说："禅非宗教，而是一种为实践而成立的睿智，一种当代文明可用作范例，以摆脱焦虑而达到和谐平静生活的体系。"

美国心理学家 C. 罗伯特·克劳宁格提出："我发现有两个基本的谬误阻碍了幸福学的进展，它们是二元论与还原论。"所谓二元论是指笛卡尔学派将躯体和思想分开，还原论是指亚里士多德学派将思想还原到对躯体感觉的运算处理上来。在 C. 罗伯特·克劳宁格看来，这种基于二元论与还原论的幸福观会导致概念矛盾——"真正"的幸福可能只是虚幻而不是对现实的感受。而幸福唯一恒久不变的源泉是对存在之普遍统一性的认识。也就是说，德行本身就是对生活的报答，而名誉、荣耀、金钱和其他的外在满足只是通往幸福的间接的、不恰当的方式。这与禅学中的"存在之普遍统一性"（以整体的感知为特征）和"直觉思维"（没有推理的即刻觉察）一致。

我们在多年的心理卫生实践中也发现：禅学文化是中国传统文化的核心组成部分；禅学中包含有精神分析、认知治疗、行为治疗、矛盾意向疗法等多种心理治疗理念和技术；许多禅修方法能使潜意识里的内容意识化，有助于把"真我"从压抑中解放出来，并且适合于神经症患者长期的"自我训练"。可以说，"禅疗"是神经症患者有效的解脱之道，能帮助病人"正念"地、"智慧"地活在"此时此地"之中。

禅学中的人生观和人性观

一、禅学中的人生观

（一）人生本苦

禅学认为，世间的万事万物都是因缘和合而生的，一切都处于生长流转、变化无常当中。由于众生不能自我主宰，常为无常所累，没有安乐性，只有痛苦性。人世间犹如火宅苦海，人的生命过程充满了无限的痛苦，苦构成了禅学人生观的基本内容。释迦牟尼在初转法轮时，曾对苦做了详细的说明："云何苦圣谛？谓生苦、老苦、病苦、死苦、怨憎会苦、爱别离苦、求不得苦、五阴炽盛苦。"

人作为一种生物有机体，必然要受到"生、老、病、死"这一自然法则的限制；人是社会群体中的一员，自然避免不了人际关系当中的"怨憎会、爱别离"；人活着，只要有所求，就不可能不遭遇"求不得"。所有这一切都令人苦不堪言，即所谓的"三界皆苦，无可乐者"。

遗憾的是，我们经常没有觉知到自己的痛苦，甚至误把细微的痛苦当成快乐。还有，如果剧烈的痛苦降低了程度，尽管它依然是痛苦，我们却把这种减轻痛苦称为快乐。不明白痛苦的本性，你就不会留心痛苦的起因，直到痛苦严重到被认出来，再也无法挽回的时候，你就注定了承受剧烈的痛苦。

人们会设法除掉严重的痛苦，但是他们所选择的方法往往是伪装的另一种痛苦。例如，许多人为了摆脱失恋的痛苦，就急急地投入另一次新的恋情中，误以为这个新的痛苦是快乐，直到再次发生悲剧时才明白，然而却已经太晚了。我们经常一而再、再而三地经历不同剧本的同一类故事，每次都认为这一次应该是快乐而不是痛苦，但每一次我们都失望。就像那些症状模糊却迅速进展的癌症一样，在诊断出来的时候，你已经完蛋了，但是你仍然试用一切可能的治疗方法，心中的希望就如同股票市场一样跌宕起伏。接着，治疗方法变得甚至比疾病还让你痛苦。直到最后，你根本不知道到底是疾病要了你的命，还是治疗要了你的命。

再比如，有一天你在一个美丽的公园玩，你心情不错，但不知什么原因，一丝忧愁掠过你的脑海。这或许是你没有吃午饭的饥饿感所致，也有可能是突然忆起了一个烦恼。几分钟之后，你的情绪可能开始低落。一旦你发现自己精神萎靡不振，便会开始自我检讨：这是怎么了？今天天气这么好，公园也美丽，我一定要快乐起来。请思考一下这句话：我一定要快乐起来。现在，你的感觉如何呢？快乐了吗？很有可能，不仅没有快乐起来，你的心情更加糟糕了。这是因为，你将注意力放在了你目前状况与期望目标的差距上，而你对差距的关注进一步强化了差距的严重性。你的大脑认为，这种差距是一个需要解决的问题。对你的心情来说，这种心态极为有害。由于你的思想、情感和身体感受之间存在着非常复杂的相互影响，不久，你可能开始没完没了地问自己：我今天怎么了？我应该快乐，为什么却总是心神不宁呢？

这两个例子均是禅学三苦中的坏苦（追求看起来像是快乐的痛苦）。另两种苦分别为苦苦（遭受到苦事而感觉痛苦）和行苦（事物迁流无常不能久留而引起的痛苦）。

因此，无论科学怎样发达，社会怎样进步，生存会永远与"苦"为伴。无论是达官显贵，还是平民百姓，面对"生老病死、怨憎会、爱别离、求不得"这一系列的客观事实，无一例外地都会体验到苦。

需要注意的是，我们不能据此而推断出禅学关于人生"一切皆苦"的认识是悲观的。因为，佛陀在提出"苦谛"的同时，还提出了集谛（痛苦的成因）、灭谛（痛苦的止息）和道谛（道的真理）三谛。

集谛对于停止制造病因非常有用，显示了预防胜于治疗的思想。

灭谛提示我们的痛苦并非真实存在。这与马克·吐温的观点一致："我的人生是一系列的悲剧作品，但没有一出真实上演。"假如痛苦真实存在于你体内，那么你就永远都无法去除它。因为，它是你天生的一部分，任何停止痛苦的企图都是没有意义的，你只能去掉非本质的暂时性污染，不论头痛还是忧虑，都不是你。换句话说，佛陀教导的灭谛就是：病不是你，你也不是病。明白了这一点之后，治疗时，首先坚信痛苦并非自己本性的一部分，然后借由某些方法除掉痛苦。

道谛是佛陀所开的处方，它能让我们的疾病消失，本书第二篇中的正念禅修及第三篇中的智慧疗法即属道谛范畴。

总之，"人生本苦"的意思不是像大多数人所想的"生命是痛苦"，而是提醒人们要"知道痛苦"。诗人艾伦·金斯伯格也说："苦难本身并不可怕，由苦难而生的怨恨才是真正的痛苦。"日本禅师桦岛胜德在与老毛病哮喘和谐共处的过程中领悟到："能承受住病痛的苦楚，也是健康的一种表现。"这两种说法可谓是对禅学中"人生本苦"人生观的最好诠释。

（二）无我

禅学中的"我"为梵文阿特曼（Atman）的意译，在印度最古老的典籍《梨俱吠陀》中"我"具有"呼吸"和"本质"等意义，引申为自在者、自做主宰者，指人的自我意识或意识的主体。"无我"也称"非我""非身"。禅学根据缘起理论，认为世界上一切事物都没有独立的、实在的自体，即没有一个常一主宰的"自我"（灵魂）的存在，此即"人无我"；"法无我（法空）"则认为一切法都由种种因缘和合而生，不断变迁，没有恒常的主宰者。可以说，"无我"是佛教心理学的核心特质。正如梁启超先生所说："'无我'二字是佛教心理学区别于他种心理学的知识体系的特色。"

禅学认为，一般人所认定的"自我"，和外道所坚持的"实我"是根本不存在的。他们所说的"我"，不过是把"意识相结集起的统一状态"认为实体，且妄执这一实体就是"我"。在禅家看来，心理状态本是变迁无常的东西，怎么会"有体"？正如梁启超先生所说："所谓吾人所认为我者，不过是心理过程上的一种幻影，求其实体，了不可得。"那么，我们所能看到的"我"究竟是什么呢？

举个例子来说明，汽车由许多零件组成，但我们不能把轮胎称为汽车，也不能把铁皮称为汽车，更不能把方向盘称为汽车……与此类似，"自我"是对一个或多个连续现象所做的识别标示。一般来说，禅学认为众生是由称为五蕴的五组连续现象所组成。五蕴分别是：（1）色蕴，这是指肉体，各种不同的元素结合成器官和身体组织；（2）受蕴，包括乐受、苦受和不苦不乐的舍受；（3）想蕴，这是指对于色、声、香、味、触、法的概念；（4）行蕴，由心灵的冲动组成，例如喜悦、快乐、决心、强迫、专注等；（5）识蕴，指包括六种感官心识在内的意识。

如果五蕴之中能找到任何永恒坚实的东西，那么就可以相信，"自我"是存在的。但是，如果像分析汽车一样去分析一下组成"自我"的五蕴，我们绝不会发现其中有任何东西可以让我们指着它说，这是"自我"的本质或基础。因为：（1）我们的身体、心理、感受、想法一直都在变，其中的任何一项都不能作为自我不变的本质或究竟的根本；（2）就像"自我"一样，五蕴本身也是组合而成的，里面并没有任何实体可以拿来确定地说它就是心，它就是身体，它就是感觉等等；（3）五蕴的本质为空性，当人说"我"的时候，他所指的是没有真实基础的东西。

因此，在禅家看来，"自我"是根本无明，它是被误认为真实的一种错觉；凡是从"自我"生起的一切，一定都是无明与错觉。从这一角度看，笛卡尔的"我思故我在"就是把自我中的"识蕴"作为自我存在的实体，这是一种错觉。

需要注意的是，禅学中的"无我"观并非简单的对"自我"的否弃，而是"假我非无"与"实我非有"的辩证统一。所谓"假我"，亦称"俗我""小我"，即分别你我他的自我。假，意谓假借、方便之说，假我即非形而上正常实有的实我，而是依众生的认识习惯方便而说的"我"，也就是禅家所言世俗谛之"我"，亦即西方心理学通常所研究的"自我"。相对于假我的"真我"，是胜义谛之"我"，具有常、乐、我、净等特性，可担当起自在主宰功能的真正自我，大乘经中称之为"大我""真我"。《涅槃经》云："一切诸法悉无有我，而此涅槃真实有我。"但要注意的是"真我""大我"亦是假名，即暂借此名称呼这种熄灭了自心所起的烦恼而证得的自我境界，故涅槃大我虽名为我，其实质仍是"无我"，即"有大我故，名大涅槃。涅槃无我，大自在故，名为大我"，这就是"实我非有"。

其实，禅家从未否定过"假我"的存在，只是为了破除人们的我执以及由于我执产生的诸种痛苦，才说"假我"并非"实有"。"假我非无"与"实我非有"是自我本质的一体两面，佛家建立正确自我意识的基本路径是从认识、改造、完善假我入手，然后再观修无我而实现真我。正如陈兵所说："先解决自我意识上的问题，达到相当成熟的层次后方宜观修'无我'。"就连美国心理学家也认为培养健全的自我与发展真我应并行，须先了解、释放有缺陷的自我，明白自我防卫和他人的希望如何遮掩我们的真我，让心从恐惧、迷惑、愤怒中释放，进一步发展人格、智慧、悲悯。陈兵先生提出：佛学高唱无我，也是从真谛的角度破除众生执假我为真的执着出发，并不否定世俗意义上的、个体人格意义上的自我（俗我、假我）。

总之，禅家的"无我"并不一定代表自我不存在，而是为了破除人们固执地捉住这个实有的我不放而陷入的诸多烦恼。因此，我们要拒绝的是"自我执着"，而不是"自我"。故《金刚经》说："如来说有我者，即非有我，而凡夫之人，以为有我。"帝洛巴也提出："并不是现象迷惑了你，迷惑你的是对现象的执着。"

此外，我们还需避免对禅的一个错误理解，便是禅修的目标是要除掉"自我"。其实禅学真正教导我们的是：我们没有什么需要除掉的。因为根本无所谓存在或不存在，有的只是我们认为"自我"存在的幻觉，我们相信并紧抓着这种幻觉，以为它是真的。

（三）无常

与苦、无我一样，无常也是佛教教义三法印之一，是指世界万有（一切事物和思维概念）都是生灭变化无常的。无常是宇宙人生一切现象的真理，宇宙世间一切事物没有一样是静止的，既然是动的，就是"无常"。

根据禅学观点，世界上唯一能够确定的事是"一切都是不确定的"。换句话说，无常只是一个现实的情况，并无所谓好或不好。我们却把它看作不好的事情。人死了，是无常；生病了，是无常；杯子破了，也是无常。其实我们所看到的都是非常粗显的，例如一个人活了80年，我们也花了整整80年才知道他是无常的。我们心里都明白世间的一切皆在刹那间变化着，但是我们仍然执于恒常不变的现象。我们对于所喜欢的东西，希望永远拥有它，从它那里得到一种满足、快乐。我们也希望自己不会变，因为变表示我们会老、会死，而我们却希望自己不会老、不会死。

我们希望变或不变，是随着年龄而改变的。小时候，我们希望自己快点长大；好不容易挨了一年又一年，到了某个年龄时，却又希望自己不变，永远活在最美好的时刻，永远过着充满活力、充满希望的人生。其实我们心里都明白这是不可能的事，于是想尽办法要把青春留住：皮肤有皱纹了，我们去美容；有了几根白头发，就好像天要塌下来了似的，忙着把白发染黑；偶尔心跳加快、胸闷，就担心是否得了冠心病；不小心吃坏肚子，就担心是否患上了肠癌……这或许就是"养生"在我们国家大行其道的原因之一。

世间是无常的，我们却无法接受这一个事实，想尽办法要从身体上保持不变，将种种美肤膏、化妆品等化学药品往脸上涂抹，把种种所谓的营养品往胃里塞，隔三岔五有事没事地到医院做个全身体检……但如果看看镜中的自己，我们就会发现，无论如何保养，这个"我"其实早已随着时间的流逝而改变了。去年还不见踪迹的皱纹，或许现在已经出现了，也许戴上了老花镜，也许头发已经变了颜色，甚至根本已经秃头了。从分子层面来说，我们体内的细胞不断在代谢，老化的细胞会死去，新的细胞会诞生。

如果我们向内看，就会发现，变化最快的是自己的"心"（念头）。因此，如果有人对你说"我对你的心永远不变"，请不要相信，因为当他讲了之后，他的心已经在变化了。故《金刚经》提出："过去心不可得，现在心不可得，未来心不可得。"

如果我们对生命个体有如此透彻的剖析，就会抱持"有的话很好，没有也无所谓"的态度；就不会对自己提出不合理的要求，不会要求自己青春永驻，不会要求能够永远拥有一切美好的东西，当然也就不会怕生病和怕死亡了。正如日本铃木俊隆禅师所说的："当我们了解无常的真理，并在其中找到静定时，就会发现自己在极乐世界中。"

总之，无常的概念并非预言世界末日或天启，它也不是对人类罪恶的惩罚；它没有本具的正面或负面，只不过是事物因缘和合的过程之一部分而已。明白了无常的道理，接受了无常的观念，实践无常于每一个时刻，生活将会截然不同。正如著名的一行禅师提出："一朵花凋谢时，我们不会哭，我们已知道它是无常的。如果我们练习对无常的本性保持觉照，我们就可以少受些痛苦，多享受些生活。"当代西方禅学大师净香·贝克也说："无常只是完美的别称。"

（四）平常心

所谓"平常心"，就是在日常生活之中能放下执着，不思量、不计较，无心任运，自由自在的人生态度。马祖提出："道不用修，但莫污染。何为污染？但有生死心，造作趣向，皆是污染。若欲直会其道，平常心是道。何谓平常心？无造作、无是非、无取舍、无断常、无凡圣……只如今行住坐卧，应机接物，尽是道。"第一次提出了"平常心"的观点，此后许多禅师都有论及。例如，长沙景岑解释"平常心"时说："要眠即眠，要坐即坐；热即取凉，寒即向火。"无门慧开颂曰："春有百花秋有月，夏有凉风冬有雪；若无闲事挂心头，便是人间好时节。"黄檗希运禅师在《宛陵录》中也云："一切声色尽是佛事，若学道者不即不离，不住不著，纵横自在，那么，行住坐卧，语默动静，皆为道场。"

有关"平常心"的案例，禅学典籍中有大量的记载，下面试举数例。在

《景德传灯录》卷六记载了大珠慧海禅师辩驳有源律师的事例。有源律师来问："和尚修道，还用功否？"师曰："用功。"曰："如何用功？"师曰："饥来吃饭，困来眠。"曰："一切人总如同师用功否？"师曰："不同。"曰："何故不同？"师曰："他吃饭时不肯吃饭，百种须索；睡时不肯睡，千般计较，所以不同也。"律师杜口。世俗之人"吃饭时不肯吃饭，百种须索；睡时不肯睡，千般计较"，而具有"平常心"之人在日常的行住坐卧之中，"饥来吃饭，困来眠"，不起分别心，内不着空，外不着相，保持自自然然的状态。用时髦的话说就是，具有"平常心"之人时刻活在"正念"之中。

又如，有弟子问："什么是求道者的用心处？"水陆禅师答："一用心就错。"弟子又问："那不起一念时又如何？"水陆禅师答："没用的东西。"有心理困扰而寻求治疗无异于求道，它的一个吊诡是，你越用心就离目标越远。譬如失眠，躺在床上睡不着，你越费心提醒自己赶快入睡，越辗转反侧，数的羊越多，就反而越睡不着。而命令自己什么都不想（不起一念）也没有用，因为"什么都不想"是努力在压抑，那也是一种用心，越想"什么都不想"，就越会胡思乱想。

再如，有人问："寂寞无依时该怎么办？"南台禅师说："就让他寂寞无依。"他曾作了一首有名的偈子曰："南台静坐一炉香，终日凝然万虑亡；不是息心除妄想，只因无事可思量。"为了摆脱寂寞无依，不少人就往热闹人多的地方跑，但因无法融入，结果加深寂寞无依的痛苦感觉。这跟失眠、焦虑等症状一样，越用心就越错。

总之，"平常心"其实就是佛性，就是自然，只要"不去污染"就好了。寂寞无依有什么不好？就让它寂寞无依。睡不着有什么关系？就让它睡不着。一旦你接纳了它，它就不再是困扰你的问题，你也就超越了它。这里的"不去污染"颇似老子提出的"无为"，都是教导人应"顺其自然"，以无执着的心去作为，不要妄为。正如牛头法融禅师所说："汝但任心自在，莫作观行，亦莫澄心，莫起贪嗔，莫怀愁虑，荡荡无碍，任意纵横……往往坐卧，触目遇缘，总是佛之妙用，快乐无忧，故名为佛。"曹溪退隐《禅家龟鉴》提出的"绿草青山，任意逍遥，鱼村酒肆，自在安眠，年代甲子总不知，春来依旧草自青"也是这一意思。

二、禅学中的人性观

（一）本性是佛与见性成佛

慧能提出"三世诸佛、十二部经，亦在人性中本自具有"，"本性是佛，离性无别佛"。可见，人性与佛性是内在同一的，离开人性谈佛性，无异于空中楼阁，因为"佛"就是人自己的本性。因而慧能又说："人人皆有佛性。""佛是过来人，人是未来佛。"既然佛性是人性，为何有佛与人的区别呢？

慧能认为这一区别即在于自心的觉与不觉、悟与不悟、念与不念。自心如果不觉悟，就像乌云蔽日一样，使日月失去光明，这就不能"见性"。因此要自除迷妄、拨云见日，使内外明澈，才能自现本性而成佛。所以，佛不在彼岸，不是远不可及，它就在个人的心中。换句话说，"成佛"就是恢复人性的本来面目（佛性）。正如慧能在《坛经》里提出，"但见本源清净，觉体圆明，即名见性成佛"；"我本元自性清净、善知识，于念念中，自见本性清净，自修自行，自成佛道"；"直指人心，见性成佛"；"若识自本心，见自本性，即名丈夫、天人师、佛"。

说了那么多，可能大家对"佛性"还是云里雾里，下面这个名为《橘子》的故事可以很好地说明"本性是佛"：

> 　　一个杀人犯亡命逃窜了整整一年，他来到小镇时，已经衣衫褴褛。饥渴难耐的逃犯在一个水果摊前久久不想离开，摊上的橘子深深诱惑着他。但是他已用完了身上所有的钱，他不知该怎么办：是乞讨还是抢劫？逃犯慢慢把手伸向身上携带的尖刀。
>
> 　　就在这时，一个大橘子忽然出现在心神不定的逃犯面前。逃犯感到有些意外，握刀的手不由自主地松开。原来，摊主已注意逃犯好久，猜测他是想吃橘子而没有钱，便拿了一个递给他：你吃吧，不要钱的。逃犯犹豫了一下，接过橘子，大口吃了起来，而后什么也没说就离开了。
>
> 　　三天后，逃犯又来到那个水果摊前。这次没等他开口，摊主就拿起几个橘子塞给他。同上次一样，逃犯吃过橘子又匆匆离开。晚上摊主准备回家时，发现水果边放着一份不知哪个顾客遗忘的报纸，展开一看，顿时惊

呆了。原来上面大篇幅刊登着通缉令，悬赏3万元给提供线索者，而刊登的逃犯照片酷似他送出橘子的那个人。理智终于战胜了怜悯，摊主拨通了警察局的电话。

警察连续几天埋伏在小摊周围。三天后，逃犯果然又出现了，这次他打扮得与照片上一模一样。不过，他似乎觉察到了什么，紧张地注视着摊主的一举一动，没有进入警察的包围圈。摊主与警察的心提到了嗓子眼，因为街上人来人往，一旦逃犯发觉警察的存在，就会很快消失在茫茫人海中。而且他身上可能有刀，随时可以挟持人质，后果不堪设想。

终于，站立许久的逃犯有了行动。但出人意料的是，他缓缓地掏出身上所带的尖刀，扔在地上，随即坦然举起双手。警察蜂拥而上，没费吹灰之力便把逃犯制服。戴上手铐的逃犯忽然说：请等一等，让我与水果摊老板说句话。在警察的裹挟下，逃犯来到惊魂未定的摊主面前，小声地说了一句话：那张报纸是我放在那里的。然后挂着满足的微笑走上警车。摊主连忙仔细查阅那份报纸，发现反面还赫然写着几行小字：我已经厌倦了东躲西藏的流亡生涯，谢谢你的橘子，当我为选择怎样结束自己的生命而犹豫不决时，是你的善良感动了我。举报酬劳3万块钱就算是我的报答。

"见性成佛"的过程有如珍妮·潘恩·沃尔伍德在诗《无条件》中所写：

愿意体味孤独，我发现万物相关；
面对惶恐，我发现内心有位勇士。
拥抱失落，我就拥有了整个宇宙；
归于虚空，我却拥有了无尽的富足。
我逃避的，在追逐我；
我迎接的，在改变我。
而它自己，化作璀璨的光芒，如珍珠般绚烂生辉。

（二）自性清净与本性具足

慧能在《坛经》中多次提到人的"自性清净"，如"何期自性本自清净"；

"我本元自性清净、善知识，于念念中，自见本性清净，自修自行，自成佛道"；"世人性本清净，万法从自性生"；"清净法身，汝之性也"；"但见本源清净，觉体圆明，即名见性成佛"。这里的"自性"是指人的本性，就是我们本来的样子，即人先天具有的能够成佛的本性；"清净"是相对污染、烦恼、妄念、迷惑而言，清净性是指清净的、洁净的性，是无污染、无烦恼、无妄念、无迷惑的性。因此，"自性清净"的意思是指每一个人的当下本心，其本性都是无烦恼、无妄念、无迷惑的，是清净的、洁净的。

这个"自性"有如诺贝尔文学奖得主德里克·沃尔科特所写的《爱后之爱》中"爱你一生的陌生人"：

> 这一刻终将到来。
> 当你充满喜悦地，
> 在自己的门前，在自己的镜子里，
> 欢迎自己的到来，并为此与自己相视而笑。
> 你说："坐下来，吃吧。"
> 你会重新爱上这个陌生人——曾经的自己。
> 来点酒，来点面包，把你的心交给他。
> 交给那个爱你一生的陌生人。
> 你曾经为了另一个人而忽视过的那个人，了解你内心的人。
> 从书架上取下那些情书，那些照片，那些绝望的笔记，
> 从镜子里剥下自己的影子，
> 坐下来，享受你的生命盛宴。

"本性具足"出自《六祖坛经》中的"何期自性本自具足"。"本性具足"的"本性"指本来性质，即上文的"自性"。"具足"指具备，圆满，无有缺陷。"本性具足"是指人性本来就是具备圆满清净的，人性本来就具备了成佛的可能性。这就把对佛的崇拜转为对人自身的崇拜，从而肯定了人自身在人格完善中的作用。禅学研究者方立天据此认为，禅是一种超越善恶应然判断的至善论，提出："这样，自性作为人性内在的完美的心性实体、道德实体，带有一种抽象

的本质论形态，而其实质是一种先验的性善论。"方氏的观点与王维"其教人始以性善，终以性善，不假耘助，本其静矣"的认识一致。

下面举一则名为《眼泪》的故事来说明禅学中的"本性具足"：

他是一个劫匪，坐过牢，之后又杀了人，穷途末路之际，他又去抢银行，是一个很小的储蓄所。抢劫遇到了从来没有过的不顺利，两个女子拼命反抗，他把其中一个杀了，另一个被劫持上了车。因为有人报了警，警车越来越近了，他劫持着这个女子狂逃，把车都开飞了，撞了很多人，轧了很多小摊。这个被劫持的女子刚刚 21 岁，才参加工作，为了这份工作，她拼命读书，毕业后又托很多人，没钱送礼，是她哥卖了血供她上学、为她送礼，她父母双亡，只有一个哥哥。她想她真是命苦，刚上班没几天就遇到了这样恐怖的事情，怕是没有生还的可能了。

终于他被警察包围了，所有的警察让他放下枪，不要伤害人质，他疯狂地喊着："我身上好几条人命了，怎么着也是个死，无所谓了。"说着，他用刀子在她颈上划了一刀，她的颈上渗出血。她流了眼泪，她知道自己碰到了亡命徒，知道自己生还的可能性不大了。"害怕了？"劫匪问她。她摇头："我只是觉得对不起我哥。"

"你哥？""是的，"她说，"我父母双亡，是我哥把我养大，他为我卖过血，供我上学，为了我的工作送礼，他都 28 了，可还没结婚呢，我看你和我哥年龄差不多呢。"劫匪的刀子在她脖子上落下来，他狠着心说："那你可真是够不幸的。"

围着他的警察继续喊话，他无动于衷，接着和她说着她哥。他身上不仅有枪，还有雷管，可以把这辆车引爆，但他忽然想和人聊聊天，因为他的身世也同样不幸，他的父母早离了婚，他也有个妹妹，他妹妹也是他供着上了大学，但他却不想让他妹妹知道他是杀人犯！她和他讲着小时候的事，说她哥居然会织手套，在她 13 岁来月经之后曾经去找一个 20 多岁的女孩子帮她，她一边说一边流泪。他看着前方，看着那些喊话的警察，再看着身边讲述的女孩，他忽然感觉尘世是那么美好，但一切已经来不及了。他拿出手机，递给她："来，给你哥打个电话吧。"她平静地接过来，知道

25

这是和哥哥最后一次通话了，所以，她几乎是笑着说："哥，在家呢？你先吃吧，我在单位加班，不回去了。"这样的生离死别竟然被她说得如此家常，他的妹妹也和他说过这样的话。看着这个被自己劫持的人，听着她和自己哥哥的对话，他伏在方向盘上哭了。"你走吧！"他说。她简直不敢相信自己的耳朵。"快走，不要让我后悔，也许我一分钟之后就后悔了！"她下了车，走了几步，居然又回头看了他一眼。

她刚走到安全地带，便听到一声枪响，回过头去，她看到他倒在方向盘上，劫匪饮弹自尽了。很多人问过她到底说了什么让劫匪居然放了她。她说："我只说了几句话，我对我哥说的最后一句话是：'哥，天凉了，你多穿衣服。'"她没有和别人说起劫匪的眼泪，说出来别人也不相信。

（三）心生万法与自在解脱

禅学认为天地、宇宙、万事万物皆由"心"（意识）决定，"心"是宇宙一切现象的本体。如《大乘起信论》说，"三界虚伪，唯心所作，离心则六尘无境界"；"心生则种种法生，心灭则种种法灭"；"三千念在此一心……介尔有心，即具三千"。因此，人的行为由"心"来支配，而不受外界影响，人生的解脱即在于心的觉悟。海空法师说："一切唯心造，万法由心生，离心难悟道，心外玄妙语，如月水中照，若能明自心，方是道中道。"《坛经》中也有记载，"自性能含万法是大，万法在诸人性中，若无世人，一切万法，本自不有，故知万法本自人心，一切经书，因人说有"，"外无一物能建立，皆是本心生万种法"。换句话说，世界是人心建构的世界，世上的事物因人心的存在才被断为"有"和"无"。

禅学中有一则公案很好地说明了这一点：时有风吹幡动，一僧曰风动，一僧曰幡动，议论不已。慧能曰："不是风动，不是幡动，仁者心动。"即万物因心而异，心生万法。《纽约邮报》曾刊登了爱因斯坦的一封信："宇宙是一个整体，个人只是这个整体中的一部分，是在时间和空间上被限制的一个部分。人们有自己的经验、想法和感受，认为自己和其他东西彼此脱离、毫不相干，但实际上这是一种意识层面的视觉假象……"可谓对"心生万法"作了很好的注解。

"自在解脱"出自《六祖坛经》。慧能谓："见一切法不着一切法，遍一切处不着一切处，常净自性，使六贼从六门走出，于六尘中不离不染，来去自由，即是般若三昧自在解脱。"所谓"自在解脱"是指超越精神或自由境界。"超越"是指对某种有规范的现实存在状况的一种突破，也就是一种"进取"的精神，这种"超越"和"进取"并不意味着不断地索取和对结果的终极追求，而是强调精神层面上提升自我、追求自我实现的过程。自由境界是指"自然"的境界，与"平常心"一致。

下面从丹霞天然禅师的两则故事来看看禅学中有关"自在解脱"的人性观。

丹霞原习儒业，应科举途中偶遇禅僧，于是转入佛门。一次参访马祖，未及参礼便闯入堂内，骑到一个僧人的脖子上，僧众大为惊愕，赶忙去报告马祖。马祖来到堂内，看到这番情景，赞赏说："我子天然。"丹霞下地礼拜曰："谢师赐法号。"从此便以"天然"为法号。"天然"，即"自然"与"自由"，由马祖对丹霞的赞赏，可以看出禅学对"自在解脱"的崇尚。

还有一个故事。《五灯会元》卷五载：

（师）后于慧林寺遇天大寒，取木佛烧火向，院主诃曰："何得烧我木佛？"师以杖子拨灰曰："吾烧取舍利。"主曰："木佛何有舍利？"师曰："既无舍利，更取两尊烧。"主自后眉发堕落。

由"丹霞烧佛"公案可以看出，禅学主张彻底否定外在权威，直指人心，纵任心性，达到"自在解脱"的境界。正如《黄檗禅师宛陵录》所说："终日吃饭，未曾咬着一粒米；终日行，未曾踏着一片地。与么时，无人我等相。终日不离一切事，不被诸境惑，方名自在人。念念不见一切相。莫认前后三际，前际无去，今际无住，后际无来。安然端坐，任运不拘，方名解脱。"

禅学的这种"自在解脱"的观点与尼尼微的圣徒艾萨克的教导一致，他说："让你内在的灵魂处于平静状态，则天地万物也将与你和平相处。带着渴望进入你内在的宝库，你将会看到天堂里的事物。但只有一个入口通向它们，通往它们的阶梯就潜藏在你自己内在的灵魂中……因此，请潜入自己！在你的灵魂中，你会发现帮助你提升的阶梯。"

神经症的禅学病理观和病因观

一、神经症的禅学病理观

神经症是一种精神痛苦，主要表现为焦虑、抑郁、恐惧、强迫、疑病症状，或神经衰弱症状，并以形形色色的心理冲突为基础。从禅学角度看，这是一种"烦恼""妄念"。

禅学认为，受"业力"影响，人自从一生下来就要经历生苦、老苦、病苦、死苦、爱别离苦、怨憎会苦、求不得苦、五阴炽盛苦八苦。正如《法华经·寿量晶》上说："我见诸众生，没在于苦海。"如果一个人无法认识到这些苦的必然性，或者试图逃避与敷衍，那么就会产生各种各样的"烦恼""妄念"。在佛学大辞典里面，"烦"是"扰"的意思，"恼"是"乱"的意思，"烦恼"就是烦扰恼乱众生身心，使之迷惑、苦恼、不得寂静。所谓"妄念"即指虚妄的或不正当的念头，是"心"的意识因为错误的理解和思维而产生的联想造作，又常被称为"妄想"。

具体地说，这种"烦恼"和"妄念"又有"我痴""我见""我慢""我爱"四方面表现：

1. 我痴

所谓"我痴"是指个体不明事理，以是为非，以非为是。在躯体形式障碍患者中，尽管经过了多次身体方面的检查未发现躯体方面的生物学异常，但他们仍不能消除疑虑，坚持认为自己可能是得癌症了，只是医生还没查出来而已。有些疑病症患者坚持认为自己"疲劳""怕冷"症状是由于产后月子里没调理好，就是不承认是自己的心理原因，如果有家人或医生建议她去看精神科医生，她不仅拒绝，甚至会勃然大怒。

2. 我见

所谓"我见"是指个体执着于那些被加了强烈"我执"的见解，不能"如其所是"地看问题。在神经症患者中常表述为"我应该""我必须""我不得不"等习惯性思维模式。如具有完美主义人格者常说，"我应该在任何事上都取得成功""我应该总是表现得善解人意、慷慨无私""我应该总是微笑宜人、彬彬有礼""我必须得到这份工作、赚到这么多钱、得到 ×××的赞赏……否则我就没什么价值"。因此，我们常称神经症患者"只活在自己的脑袋里"。

3. 我慢

所谓"我慢"是指个体无法正确评价自我和他人，总以自我为中心，站在自己的立场或人生观和价值观上点评他人，自命不凡。通俗地说，"我慢"即是"自大"，在反社会人格中表现得最为突出。在神经症患者中，往往表现为两方面。一为过分争强好胜，如读书不是为了学习知识，而是为了证明自己比周围同学聪明；评级评薪时有如待决之囚徒，焦急不安，一旦落于人后就像受了奇耻大辱一般。另一种表现为，对自己的道德水平估计过高，以道德观念强和富于正义感自负。这种人总是用"应该"压抑自己的情欲，而自认不应该的处于压抑状态的情欲是经不起考验的。换句话说，表现为"我慢"的神经症患者往往是由于想掩饰骨子里的自卑而已。他们不敢正视自己存在的缺点和曾经犯过的错误，而想用不切实际的高标准去掩盖，极力压抑自己的情欲和企图而把自己装扮成圣人。这与精神分析大师阿德勒的观点一致：极度自卑会造就自卑情结，而自卑情结往往会表现出极度的自负。

4. 我爱

所谓"我爱"是指个体过分贪爱自身以及外物，从而将注意力过分集中于自己或者过分依赖外界。如身体变形障碍者的鼻子明明没问题，但他却反复照镜子，认为鼻子是畸形的，要求医生给予整形；怀疑自己有心脏病者会不断给自己测脉搏；患有广场恐惧症者不敢一个人外出而要家人陪着。这些都是"我爱"的表现。

上述四种烦恼类似于神经症患者扭曲的认知，它们就像一阵阵风，在个体内心泛起一道道涟漪，最后相互交织汇聚，形成惊涛骇浪，打破个体内心的宁静，蒙蔽真心本性，衍生出各种形式的临床表现。

二、神经症的禅学病因观

进一步分析，无论是"烦恼"和"妄念"，还是"我痴""我见""我慢""我爱"，它们都根源于无明、住相和痴、贪、嗔三毒。

（一）无明

所谓"无明"，即"不明白"之意，也就是不明白宇宙人生真相。作为"生命原始的蒙昧和闭塞的状态"，"无明"内在于生命的结构之中，支配和控制着生命的运行，潜藏在一切语言、行为、情感和意念活动的背后，是造成生命之痛苦的根本原因。用莎士比亚的话说，"无明"是"外表（往往）与事实本身不符，世人却（容易）被表面装饰所欺骗了"的状态。

由于无明，生命的存在恒处于黑暗的长夜之中。《大乘起信论》曾用风与水的关系来比喻无明与众生真如本性之间的关系，谓："以一切心识之相，皆是无明。无明之相，不离觉性，非可坏，非不可坏；如大海水，因风波动，水相风相，不相舍离，而水非动性；若风止灭，动相则灭，湿性不坏故。如是众生自性清净心，因无明风动，心与无明，俱无形相，不相舍离，而心非动性；若无明灭，相续则灭，智性不坏故。"认为无明就像风，而众生的真如本性就像水，风吹水动，风起水涌，虽然水的表面会因风而改变，但是水的性质永远不会变。如果我们能看破水面而参透水的本质，就不会为风所困扰。即使无明之风吹起巨浪，我们也会知道那不是浪，那只是水，也就会明白风停水即止的道理。正如一行禅师所说："当波浪意识到自己是水，生死便不再是伤害。"

在禅学中，真如本性又有自性、觉性、佛性、本心、本来面目、无位真人等称谓。禅家认为人内在的真如本性是具足的、清净的、恒常的。正如《坛经》所说："善知识，若修不动者，但见一切人时，不见人之是非，善恶、过患，即是自性不动。""汝若欲知心要，但一切善恶都莫思量，自然得入清净心体。"如果人们因善恶应然的道德及价值观着境而生起各种妄念，让真如本性被无明所染，就会出现烦恼。《坛经》所说的"智如日，慧如月，智慧常明。于外着境，被妄念浮云盖覆自性，不得明朗"即是此意。日本禅学大师铃木大拙也提出："人，必须建立自己的世界……在自己的生存世界里，在一种既定的秩序中，寻找自己的价值，获取该获取的东西，感受生活的乐趣。"也就是说，只有当一个人真正成为他自己时，他才是快乐、宁静、自我认可、坦荡、身心一致的。

可惜大部分人没有自己的世界，他们不知道自己从哪里来，也不知道自己要去往何方。不能成为自己世界主人的人，世界就会成为他的牢笼。神经症患者由于其真如本性被无明所障蔽，分不清"真"与"妄"，不知各种恐惧、焦虑、强迫、抑郁等感觉只是"心"的活动。用现代神经科学的术语说，这种感觉是大脑中不同神经元之间相互作用的结果。因为神经元彼此联系时会产生某种类似老朋友之间的联系，它们会养成彼此来回传达同类信息的习惯，就好像老朋友会强化彼此对人、事或物的判断一样。

下面以"怕狗"的例子来说明神经症患者的"无明"。如果你小时候曾被狗吓过，那么你脑中就会产生一组神经元连接，一方面出现恐惧的生理感受，另一方面则出现"狗很危险"的观念。下次你再遇着狗的时候，同一组神经元就会开始交谈，提醒你："狗是可怕的，必须避开。"这种状态每出现一次，这组神经元之间的联系就更加紧密，它们之间的谈话声音也会变得越来越大，而且越来越有说服力，直到这种状态成为一种惯性，让我们只要一遇到狗就会心跳加快、冷汗直流，不敢靠近。这种"无明"的状态有如心理学家丹尼尔·西格尔所写：

> 我的内心，被镜像神经元驱使着。
> 你无法看到意图，
> 也无法感觉到情绪。
> 那不就像从背后悄悄走来的历史，
> 因为我的内心，被镜像神经元驱使着。
> 在我们之间，聚集着其他人的神圣宿主。
> 也许我们走在道路黑暗的一侧，
> 它好像一直延续，没有尽头。
> 你必须原谅我，因为我的内心，被镜像神经元驱使着。

（二）住相

"住"为"住留""滞留"，引申为"执着""顽固地拖住不放"；"相"为事

31

物和现象的形状和样子，又指作为认识之一定结果的表象和概念。"住相"也称"着相"，是一种刻板的认知模式，把认知的注意力执着地留滞在某个意识层面的概念或形式上，通过理智化的方式来寻求某种意识或形式上的解答，不能整合感受、情绪和情感等体验诸因素。

例如，有些神经症患者觉得自己身体虚弱，无法忍受炎热或寒冷，他们就会说大热天到外面去会把他们热死，流几滴汗就会让他们觉得非常不舒服；到了冬天的时候，他们又无法忍受几片雪花飘到身上。从禅学角度看，这是着了"寒热相"。

《金刚经》提出，"过去心不可得，现在心不可得，未来心不可得"；"应无所住而生其心"。提示我们的情绪、念头都是"心"暂时的表现形式而已，是大脑的自然反应，是"无常"的。如果住相，就会导致"我执"与"法执"。

1. 我执

在西方思想中，"我"通常是指人格我，或"我，受格的我，我所有"的自我意识。禅学认为，"诸法无我"，"我"不是真实存在的实体——任何现象或事物。如果认为人类之本质是固定不变、有实体，便成了"我执"。

威廉·詹姆斯认为，我们每个人的内心中都是二分的，常把世界划分为"我"和"非我"，"我爱"和"我憎"等。当我们内心把自我和世界分离时，便会产生渺小和不安全感，这时我们便用所有执着和拒斥来建构和维持一个特定的客体，那就是所谓的"自我"。这种"自我"也称假我，不能如实观察世界、体验生活，对事物的判断以"对我是否有用""自己是否高兴"为标准。而且，这种"自我"由于天生就缺乏安全感，永远都在害怕失去它的本身、领域、所有物和关系，故而采取各种伎俩来设法确定它自己的存在。

例如，鼓动强烈的情绪即是"自我"的一种常用伎俩。我们常用这种方法让自己感到很真实，在那一段时间中，我们暂时逃避了内在焦虑。生气的时候，你大吼大叫，愤怒的原因和对象变得更加稳固，这样便能回过头来确定你自己是稳固的。接着，你又设法报复，这让你的"自我"因为能延伸到未来而更确定了它的存在。"自我"觉得愤怒的痛苦要比面对"自我"本身无实的痛苦来得小。

当你爱别人时，也发挥了同样的机制。通常对于爱的定义是：你深切地关怀对方，慷慨地付出自己的爱。但实际上，爱只是"自我"寻求证明自己的另一种方法而已。"自我"只爱自己不爱他人，它充满着自己，根本没有空间留下来爱别人。由于"自我"太专注于它自己，因此它并未真正注意到其他人，它专心致志地修持着自己的需要、欲望和期待；它关心所爱的人，以那个人能不能满足自己的欲望和需要来决定。特别是当外表上牺牲自己、愿意为所爱的人放弃自己的需要时，这种情况就更加真实了。当你说"我爱你"的时候，你的意思并不是这样，而是在问"你爱我吗"，或者是"我想拥有你"，或"我要你让我快乐"。你所能讲出来的最诚实的一句话就是："我爱你几乎和爱自己一样多。"我们所说的爱，通常是不折不扣的自私——从日后关系的发展看，就可以看出这个道理。

禅学认为，如果执着"自我"，我们即是在以对立的方式（二元观）经验它们：一个主体执着另一个客体。这时候，心便开始起分别，把各种事物加以分离并贴上标签，譬如说"我"喜欢"这个"，或"我"不喜欢"这个"。我们也许会想"这个"是好的，执着就产生；或"这个"是不好的，痛苦就尾随而来。我们也许会渴望我们缺乏的东西，或恐惧我们已经有的东西，或因为失去它而感到沮丧。当我们的"心"因为这些思绪而绷得越来越紧时，我们就会感觉越来越焦虑。佩玛·丘卓曾形象地提出："被自我形象占据，就像戴着耳塞来到一棵鸟儿鸣唱的大树下。"

盘珪禅师说得更为具体："所有的错觉无一例外都是由人的自我中心导致的。当你从自我中心中得到解脱，错觉就不会再产生。举例来说，假设你的邻居们在吵架，如果你没有牵涉其中，你只会去倾听发生了什么而不会发怒。你不仅不会发怒，而且能平心静气地判断他们的对与错——因为在你倾听的时候，就已经很明白对错了。但是我们假设你是那个正在争吵的人，你会发现你已经卷入另一个当事人的言行中，纠缠于其中，由此就遮蔽了佛心中那不可思议的极具启发性的机能。此外，你本可以清晰地分辨对错，但是现在由于自我中心的引导，你固执己见，而没考虑它究竟是不是正确。"

2. **法执**

禅学认为，"诸行无常"，一切事物都是随着客观条件变化而变化的，主观意志是不起作用的。如果将所有存在（法）之本质认为是固定不变、有实体之物，便成了"法执"。"法执"来源于知识、经验、见解等，同时也包括宗教信仰上的错误执着。跟"我执"一样，"法执"也是一种扭曲认知。生活中充满这种现象，如社会偏见、角色固着等。

"我执"与"法执"还常常纠缠在一起而产生更多的问题。例如，身体内的细胞本是不断新陈代谢的，几年之内全身的细胞都会更新一遍。今天的"我"与昨天的"我"是不完全一样的。如果执着"有我"，有"我"这么个实体存在，不承认身体在变化、会生病，就会出现"疾病恐惧"和"死亡恐惧"。正如台湾哲学教授傅伟勋提出："我们所谓的'怕死'其实是'怕自己'，而所谓'怕自己'，寻根究底，不外是'怕自己将要完全失去世上所喜爱过的事物'。'怕死'的问题关键在一个'我'字，所以'无我无私'是克服惧死之心的必要条件。以无私无我超过死亡挑战的人必须要有爱心，爱邻居，爱人类。除了爱心外，还要有希望……"

《金刚经》中说："一切有为法，如梦幻泡影，如露亦如电，应作如是观。"国外有一首歌曲唱道："生活的秘密就是享受时光流逝。"布莱克写道："耽于逸乐而难以自拔者，必痛失其人生之翱翔；任由流散而欣然吻别者，方能永泽恒世之霞光。"都是要求我们学会享受"无常"，不可"住相"。

（三）痴、贪、嗔三毒

禅学致力于清净无碍的觉悟状态，觉者对世界的感知是如实的，没有先入之见的，没有扭曲的。但是处于无明的状态时，我们的反应是不现实的，会执着于"自我"和"永恒"，进而导致痴、贪、嗔三毒。可以说，从禅学角度看，所有神经症的心理痛苦都跟痴、贪、嗔有关。

1. 痴

痴又称愚痴，是指真如本性被迷，不明事理实相，从而抓住某种僵化的观点、偏见或是迷惑，一厢情愿地认为事物会往自己所设想的方向发展，与不合理的信念有关。就根本层面来看，愚痴者将觉性基本的开放体验曲解为一种固有的二元对立的"自"与"他"。

一旦我们认定自己是单一且独立存在的"自我"，我们就会将"非自我"的一切视为"他"。"他"可以是任何事物，如桌子、苹果、他人，甚至是这个"自我"正在想或正在感受的事物，因而我们所经历的一切都变成了陌生人。当我们习惯了分别"自"与"他"之后，我们就会把自己囚禁在二元对立的感知方式中，在"自我"与"外在世界"之间画出概念性的分界线。这个"外界"看起来非常广阔，让我们不禁觉得自己是多么渺小、有限和脆弱，我们也因此把他人和物质视为快乐或不快乐的可能来源。

下面以"失眠"为例说明神经症患者的"愚痴"。有时候，由于我们过于关注第二天将要发生的事情，于是整夜辗转反侧，睡不着觉。我们担心，如果夜里睡不着觉，明天将会很疲倦，不能做到最好。结果是，我们越担心，就越睡不着。但如果我们停止了考虑明天，而只是躺在床上，随顺呼吸，真正享受休息的时光，那么，我们不仅能够体会到温暖的毛毯之下的安宁与快乐，而且将会轻松自然地进入梦乡，这种睡眠对第二天取得成功是一个很大的帮助。

2. 贪

贪又称为贪着，是由于过于依附于事物，内心害怕与之分离，从而表现出不知足，没有节制，没有界限，自认为好的东西都想占为己有，与内心缺乏安全感有关。

从某种角度看，贪着与上瘾是一样的，是对外物或经验的一种强迫性依赖，以便制造出一种"完满"的假象。不幸的是，就如同所有的上瘾症状一样，贪着会随着时间的发展而愈演愈烈，纵使得到了梦寐以求的人、事、物，但我们所经历的"满足感"是不会长久的。无论今天、这个月或今年，让我们快乐的任何"人、事、物"也都注定会改变。从神学角度看，"改变"是相对实相中唯一不变的事实。

佛陀曾将贪着比喻为饮用海洋中的咸水，喝得越多就越口渴。佛陀也时常将贪着比喻成一个充满许多颜色的池塘，人们对欲望的贪爱就像存在于心湖中不同程度的色彩，会遮蔽住心灵的光明。导致我们只看见欲望，只知道如何满足我们的贪爱，却失去了了解自我的能力。结果，我们不仅越来越依赖外境，也强化了"依赖外境给予我们快乐"的这种模式的制约。

许多人都以为，如果能够获得意外的好运，比如说买彩票中了500万就会快乐无比。真的如此吗？由菲力普·布林曼所做的一项研究显示，新近中奖的人并没有比"未经历暴发户兴奋感的对照组"更快乐。中奖的人说，在最初的兴奋激动消退之后，他们日常生活中的乐趣，如跟朋友聊天、得到赞美或只是看看杂志的乐趣，跟不曾经历这样重大变化的人比起来，反而相对减少了。下面我们用一则故事来说明贪着的危害：

有一个老人买了奖金高达 1 亿元的彩票，但买了彩票之后不久，他就因为心脏病发作而被送到医院。医生嘱咐他一定要多休息，并且严禁接触任何会让他兴奋的事物。就在老人住院期间，他所买的彩票竟然中了大奖。由于正在住院，所以他对幸运中奖一事毫无所知。不过，他的孩子和妻子知道后便前往医院，想要告诉他这个好消息。

到病房探视他之前，他们先去见了医生，告知有关老人幸运中奖一事。一说完，医生便要求他们先不要跟老人提这件事。"他会太过兴奋，"医生解释说，"这会让他心脏病发死亡。"老人的妻子和孩子跟医生争辩了起来，他们相信这个好消息会让他病情好转。不过，到最后他们还是同意让医生用和缓的方式去宣布这个好消息，让老人不至于过度兴奋。

于是，老人的妻子和孩子便坐在大厅等候，而让医生进入病房。一开始，医生先是询问老人的症状、感受等。问了很多问题之后，才随意地说："你有买过彩票吗？"老人回答说，其实就在住院前，他才买了一张彩票。

"如果你中了奖，"医生问道，"你会觉得怎么样？"

"嗯，如果真的中了奖，那很好。没中奖的话，也没关系。我已经是个半只脚踏进棺材的人了，中不中奖都无所谓。"

"你不会真的这样想吧？"医生若无其事地说道，"如果真的中了奖，你一定会兴奋得要死，对不对？"

但老人却答道："不会！事实上，如果你有办法让我病情好转，我会很乐意分给你一半的奖金。"

医生笑了："别想这档子事了，"他说，"我只是随意说说而已。"

但是老人很坚持："不，我是说真的。如果你可以让我病情好转，我又真的中了奖的话，一定会分给你一半的奖金。"

医生又笑了："要不然你把刚刚说的话写在纸上，"他开玩笑地说，"说你会分给我一半奖金，可以吗？"

"好啊，就这么办。"老人同意了，伸手从床边桌上拿起便条纸，缓慢无力地写了一张分给医生一半奖金的同意书，并在上头签了名，然后交给了医生。医生盯着这张同意书和老人的签名，知道他就要得到这么多钱了，一阵兴奋，竟然当场倒地身亡。

　当医生倒地时，老人大叫了起来。听到老人的叫声，他的妻子和孩子恐惧极了，以为医生一语成谶，老人因为这个消息兴奋过度而心脏病发身亡。他们冲进病房，只见老人坐在床上，医生却倒卧在地上。当护士和其他医生冲进来试图抢救医生时，家人悄悄告诉老人有关中奖一事。出乎大家的意料，老人对于赢得 1 亿元奖金似乎并不怎么兴奋，这个消息也没有对他造成任何伤害。事实上，几个星期之后，他的病情逐渐好转，终于可以出院回家了。当然，他很高兴可以享受从天而降的财富，但他并不贪着这些财富。相反地，这位医生却因为太执着于获得巨额财富，过度兴奋而让心脏承受不了，就这样一命呜呼了。

神经症患者由于内心缺乏安全感而表现出的强迫行为即是一种贪着。其他如各种成瘾症、依赖型人格、完美主义人格也是一种贪着。

3. 嗔

嗔，又称嗔恚，是指对违背自己心意的人或事产生愤恨、恼怒的心理和情绪，与自卑、恐惧等心理有关。

人们在某种情况之下受到伤害就会产生愤怒，一旦愤怒生起，就会伴随着痛苦和不理智的反应，这不仅是人类的天性，也是受苦的根源。除非我们能够了解，否则我们就没有能力去改变。不是每个愤怒的人都能够令他人痛苦，有些人只能够使自己更为痛苦。他们忍气吞声，压抑住恼恨，只能够在心里生闷气。结果所有的怨恨、烦恼和愤怒都转化成身体疾病。因此，佛陀将愤怒比喻成徒手拿取火红的煤炭，想要丢向令他动怒的人。那谁会先受伤呢？当然是生气的这位了。

从现代病理生理学角度看，我们生气时，肾上腺素在你体内会汹涌澎湃，让你心跳加速、肌肉紧绷，肺叶像鼓风机一样疯狂起伏。这会导致各式各样的问题，包括忧郁、焦虑、强迫、失眠、消化不良、甲状腺与肾上腺机能失常、高血压，甚至高胆固醇等。

　　遗憾的是，我们往往没有认出自己所感受到的痛苦，其实是基于心理建构的意象，反而"理所当然地"责怪他人、外在事物或情境造成了自己的痛苦。当有人表现得像是要妨碍你得到你想要的事物时，你就开始认为他们很不可信赖或不安好心，然后就会想尽办法避开他们，或对他们进行反击。在愤怒的操控下，你会把所有的人、事、物都视为敌人，结果导致你的内在和外在世界愈来愈狭小；你对自己失去信心，进一步强化内在的恐惧感和自卑感。

　　需要注意的是，贪、嗔、痴三毒之害又以"贪"为首，正如摩莱里所说："宇宙中的唯一恶习就是贪欲。所有其他恶习，不管怎么称呼它们，都只不过是这种恶习的变种或不同表现而已。"

　　此外，贪、嗔、痴三毒产生后，它们又以或显或隐的形式加重"无明"和"住相"，产生无尽的烦恼，形成恶性循环。例如，恐惧、焦虑和强迫等神经症患者由于不明白所担心的念头来源于自己的大脑，只是一种虚假的"警报"，并相信自己所担心的事会真的发生，这是"无明"的表现；不知念头有如潮水，有升起、停留和消退的自然过程，整天迷失在虚假念头之中，这是"住相"的表现；由于害怕而不敢一个人待着，要求家人陪在身边，反复检查门窗安全，这是"贪"的表现；如果周围的人认为自己是想多了，没病装病，不能按自己的心意做事，就会产生负性情绪，这是"嗔"的表现；不明白念头、睡眠等并非是我们的主观意志所能控制，而拼命地去控制自己的念头，努力地让自己睡觉，这是"痴"的表现。反过来，患者积极控制念头，努力睡觉达不到预期效果，会导致患者更加关注自己的症状，并把自己痛苦的原因归为"症状"，甚至"周围人的不理解"，从而进一步加重"无明"和"住相"。

　　综上所述，如果从禅学角度看，神经症患者是由于无明、住相和贪、嗔、痴三毒等导致对"人生"和"人性"问题产生了错误的看法，并进一步产生"烦恼"和"妄念"所致。

第三章　神经症禅疗的实践基础

禅学和心理学一样，都是探索人生和人性的问题，关注人的生命过程的全面自由发展。禅学的修持方法、生活态度、终极关怀、超脱情怀，对于人的心灵世界、精神生活有着不可否认的积极意义。它寻求生命力的和谐，调动生命本身拥有的调整各种失和的内在机制，从而起到防治各种疾病的作用。禅学的客观效应如对心身的调整、健康的恢复、健康人格的养成，与心理治疗所要探讨的问题不谋而合，可以说禅学就是一种特殊的心理咨询和心理治疗。塞迪·丁费尔德甚至提出："心理学家和佛教徒的共同点很可能比他们能够意识到的要多，甚至在方法论上也可以互相兼容。"

本章将对禅的实践及其心理治疗思想进行探讨，为进一步开展神经症的禅疗提供实践依据。

禅悟的实践及其心理治疗思想

禅悟是禅学实现其人生观和人性观的必经之路。尽管开悟的旅程中充满艰辛，禅学的方法看起来令人发疯，但也使不少人获得了解脱。正如西谚所云："发疯就是方法。"下文将就禅悟的实践及其心理治疗思想进行论述。

一、关于禅悟

在禅学经典中，"悟"是"觉"的意思。根据第二章所述，禅学认为人的本性是清净的，众生的烦恼皆由"无明"并陷于"我法二执"所致。因此，禅学主张通过"禅悟"使个体"明心见性"，重新觉悟自己的"本来面目"。而从迷到悟转化的关键在于"识"，即要识"真心"、见"本性"。正如惠能所云："不识本心，学法无益，明心见性，即悟大意。"这里的"识"是呈现和显现之意，是人心清净的本性以其固有的"菩提般若之智"呈现自己。人的心性本来就是清净、无烦恼的，所以一旦"明心见性"，便可"顿悟成佛"。

因此，"禅悟"是一种指向内心世界的直觉体悟；"禅悟"的过程也就是人心境界的转换过程，就是由"有念""有相""有住"的妄执状态，转为"无念""无相""无住"的自由状态，由此重获本心的自在、清净，体认人生、宇宙本体的整体融通和生命真谛，从而达到自由和解脱，能以完整的心、空无的心、无分别的心，去观照、对待一切，不为外在的一切事物所羁绊、所奴役，不为一切差别所系缚、所迷惑。换句话说，"禅悟"达到了主客体的统一状态，这在心理治疗中具有非常重要的意义。用圣严法师的话说："悟，必定是自我中心的脱落，自私烦恼的解放，分别执着的解除，所以应该更进一步超越于灵感与灵验之上。"用天文学家卡尔·萨根的话说就是："如果你想从零开始做一个苹果派，你必须首先创造整个宇宙。"苏族长老黑麋鹿也提出："当他们体会到与宇宙一体的时刻，宁静便自人类的灵魂深处生起。"这种"禅悟"状态可用 R.S. 托马斯的诗歌《闪亮的大地》来描述：

我看到那一瞬间，

太阳刺穿云层，

照亮了一片大地，

而我在前行的途中遗失了它。

但那是高贵的珍珠，

是藏宝的大地。

我意识到必须倾尽所有去拥有它。

生命并不是赶往一个不断接近的未来，

亦不是渴求一个想象中的过去，

没有期盼。

它就像摩西脚下燃烧的奇迹般的荆棘地，

将你引向青春一般短暂的光明。

而那就是你一直等待的永恒。

冥想大师提希·罕下面这段话也是一种"禅悟"状态，是对"禅悟"过程中"空性"和"万法归一"等理念的形象描述：

> 如果你是一位诗人，你将会在这页纸上清楚地看见一片飘浮的云。因为没有云就没有雨水，没有雨水树木就无法生长，没有树木就无法造纸。所以这片云就在这里。这页纸的存在依赖于这片云的存在。纸和云如此亲密。
>
> 让我们再看一下别的东西，比如阳光。阳光是如此重要，没有阳光，森林就无法生长，人类也不能成长。所以伐木工人需要阳光来砍下这棵树，而这棵树也需要阳光才能成为这张纸。
>
> 如果你再深入地看下去……在这页纸中你不仅会看到云和阳光，还会看见一切都在这里，包括那些变成伐木工人口中面包的小麦，还有伐木工人的父亲——一切都包含在这页纸中……这片小小纸片的存在，证明了整个宇宙的存在。

不少西方心理学家的思想受到了禅学"本来面目""万法归一"等理念的影响，提出许多与"禅悟"状态类似的术语。例如：

1. **高峰体验**

马斯洛认为，高峰体验是一种近乎神秘的体验，"这种体验可能是瞬间产生的、压倒一切的敬畏情绪，也可能是转眼即逝的极度强烈的幸福感，甚或是欣喜若狂、如醉如痴、欢乐至极的感觉"。在这种时刻，人们完全摆脱了怀疑、恐惧、压抑、紧张和怯懦，感到自己与外界完全融为一体。个体常常觉得自己窥见了生活的奥秘、事物的本质、终极真理。简而言之，在高峰体验的时刻，个体达到了至真至美的"天人合一"境界。加拿大精神医学家理查德·巴克曾在《整体意识》中描述了自己对这一境界的体验：

> 他沉浸在阅读唤起的思想、形象、情感和那晚的谈话中，平静而安宁。

他处于一种安静的、几乎是被动的喜悦中。忽然间，没有任何警示，他发现自己像是被一团火焰般的云团所包围。片刻间他想到了着火，这个大城市里突发的火灾；之后，他发现这火光发自他的身体。接下来一种狂喜的感觉降临，伴随着极大的喜悦，紧接着是智慧的开启，无法形容。瞬间如闪电一样，婆罗门的光彩在他脑际流过，从那时起一直照亮了他的生活。他的心得到了一滴婆罗门的祝福，因而留下了对天堂永久的回味。许多类似的事物他不打算相信，他却看到并且了解了：

宇宙不是死寂的，而是一个活着的存在；

人的灵魂是不朽的；

宇宙这样地被建立并且有秩序，毫无疑问所有的事物为了个别和整体的益处而共同地运作。

世界的基本原则是我们称之为爱的东西，从长远来看可以绝对地肯定每一个人的幸福。

2. 泰然自在状态

弗洛姆说，"泰然自在"是一种与人的本性相合的状态，更进一步地说便是按照人的生存状态而活的一种情形。亦即"觉醒"，类似禅家悟后"看山就是山、看水就是水"的旷达状态。

弗洛姆说："以前的治疗是要把病症排除，让患者重新能够执行社会作用。对于那些患染疏离症的人，治疗之法并不在于使他没有疾病，而在于能够使他达到泰然状态。"泰然自在的追寻，可以说是人类精神进化的本质，孤独、失落、无能、痛苦是人生中的常态，当人们解决不了这些问题时，有时甚至会疯狂；泰然自在就是教人"向子宫中的生存状态的回归"，颇有禅家"见自本性"的味道，也颇接近铃木大拙提出的"纯粹主观性"。

3. 福乐状态

这是积极心理学家提出的状态。福乐，就是个体完全地沉浸于体验本身，而体验本身就是最好的奖赏和动机，在福乐状态中，我们的感觉和体验合二为一，行为和觉察融为一体。

有关"禅悟"状态的神经机制，安德鲁·纽伯格在《超觉神秘经验》一书中作了深入的论述：

> 天人合一的体验一如其他经验、心境和知觉，都是因神经作用造成，较特别的是，玄秘体验是本我的感受被削弱，本我和更伟大的存在融为一体，而这一切都是因为外来讯息受阻，无法传入大脑的辨向联合区而造成的……在适当的环境安排下，听一首轻柔的歌曲，可以使人像参加仪式一样，达到改变心灵似的自我超越境界……具节奏感的行为会产生神经讯息传导的现象，造成辨向联合区无法作用而出现合一境界，这种心灵和谐状态的强度，由视神经讯息阻塞的程度而定。神经讯息被阻塞的程度可以逐步增强，甚至完全阻绝，因此心灵合一的程度可以用有强弱之分的光谱来呈现，我们称之为"心灵合一光谱"。在光谱之中，有最高程度的一体感，像是玄秘主义者所体验到的感受；也有最低程度的一体感，像日常生活发生的短暂自我超越感受。从神经学的角度来看，这两种状态的区分基本上是程度的不同。

二、禅悟的实践方式

禅学围绕着"明心见性"的宗旨，设计了一套消解心灵深处的紧张、矛盾、障碍，超越二元对立的方案。因为禅本无定法，以"无门为法门"，因人而设，不受固定的规范限制，尤其是随机施教的教学方法，讲究灵活机动，出人意料，绝非刻板一律、循规蹈矩。这种个体化的育人方式非常值得心理学和精神医学工作者借鉴。下面试以"不说破""疑""禅机"为代表来阐述禅悟的实践方式并分析其心理治疗思想。

（一）不说破

禅学一边教人知道佛性本自具足，莫向外驰求，意思是说，人人都有佛性，己身便是佛，不必向外人问；另一边又要人知道无佛可作，无法可求，无涅槃菩提可证。这种意思，一经说破，便成了"口头禅"，学人并未了解，并不再追求，哪能有自得其乐呢？所以禅师从不轻易替学人去解说，只教学人自己去体会。有两句香艳诗"鸳鸯绣取从君看，莫把金针度与人"说的就是这一意思。

再如，沩山和尚的弟子洞山去看他，并求其说法，沩山说："父母所生口，终不为子说。"

又如，有僧人问："过去的祖师是得到了什么，变得尊贵无比？"云门说："你喜欢问问题，可是我不喜欢回答问题。"僧人说："既然如此，也只好靠自己了。"云门说："熨斗跟茶壶本来就不一样。"

在禅师看来，人们所有关于禅、涅槃、究竟、解脱的问题，其实都问得毫无意义，这些人问的"什么是佛性？""什么是祖师西来意？"犹如投资人在问："明天我要买哪一只股票才好呢？"尽管云门懒得回答，但还是透露了一点讯息："熨斗跟茶壶本来就不一样。"意思是，我的体验、我的话，是我的，没办法让你听了以后就变得跟我一样。就像你无法对一条鱼描述火，无法对蚯蚓描述飞翔一样。

"德山棒，临济喝"的目的也是如此，禅师对参禅的初学者，不从正面答复其所问，或以棒打，或大喝一声，使人迅速地从已经习惯了的思维定式中摆脱出来，快捷地直指人心，使人在自我的反省中豁然开朗，实现心灵的转化、内在的超越。

用时髦的话说，这种"不说破"有点类似修辞学中的"反诘"，有追问、责问的意味，用疑问的形式表达确定的意思。

神经症患者往往喜欢问问题，喜欢抱怨和诉苦，所以许多时候被称为"诉苦病"，需要医生反复解释。但是，在医生多次解释后，他最后往往还会问："医生，我到底该怎么办呢？"对于这类病人，如果采用禅学中的"不说破"方式，时时让他反省自心，经常可以收到事半功倍的效果。

在现代心理治疗方法中，森田疗法中的"行动本位"和"忍受痛苦，为所当为"以及我国心理学家钟友彬提出的领悟疗法，都比较强调在实践中体验和领悟，与这种"不说破"的原则颇为相似。

（二）疑

禅学中"疑"又称疑情，其部分用意在于要求学人自己去想、去体会。故曰："大疑大悟，小疑小悟，不疑不悟。"

例如，有人问洞山："你肯先师也无？"意思是说你赞成先师云崖的话吗？洞山说："半肯半不肯。"那人又问："为何不全肯？"洞山说："若全肯，即辜负先师也。"他这个半信半不信，就表示学人要会疑，因为怀疑才可能自己去思索。

又如，有僧问沩山："如何是道？"沩山说："无心是道。"僧说："某甲不会。"就是说我不懂。沩山就告诉他："不懂才好，你去认识不懂，这才是你的佛、你的心。"

"疑"除了促进学人去思考以外，在禅学中还有一个更重要的作用就是教学人放下头脑中的知识、逻辑、观念，从而以"直觉思维"去体验主客体统一的清净空寂的本性。这在禅学"公案""话头"中体现得淋漓尽致。大慧宗杲禅师把"看话头""起疑情"的功用概括为："但将妄想颠倒底心、思虑分别底心、好生恶死底心、知见解会底心，一时按下，只就按下处，看个话头。僧问赵州，狗子还有佛性也无？州云无。此一无字，乃是摧破许多恶知恶觉的器杖。"意思是说，看话头可摧破思虑情识，从而使得修行者在突然间达到彻底大悟的自在境界。

例如，陆亘曾经问南泉普愿禅师："从前有人在瓶子里养了一只小鹅，渐渐长大变成大鹅，困在瓶里出不来。既不能弄坏瓶子，也不能弄伤鹅，和尚要怎么让鹅出来呢？"瓶中鹅，是两难的困局，不是打破瓶子让鹅出来，就是把鹅切块倒出来。但这两个方法都不行。也就是说，运用逻辑知识，这是无解的。陆亘就这样一直困在这个"疑团"中。南泉唤他："大夫！"陆亘应诺。南泉说："出来了！"陆亘也就这样开悟了！

公案中的鹅象征道、真理，没有任何方法可以把捉它，也无法用哲学思考、理性探索来得到。一旦用方法去把捉，或用思考、观念去谈论，就像试图打破瓶子一般。因此，南泉普愿禅师非常敏锐地不用言语答复，任何正面回答都注定打破瓶子或杀死鹅，他反而借机制造一个"禅局"引导陆亘超越瓶子的障碍直接见到鹅。他唤陆亘，陆亘应诺，当下见到了道，"疑团"立刻瓦解冰消。因为本来既没瓶子也没鹅啊！在悟道者眼中，既无真理存在，也无障碍可言，一切都自自在在，何必无中生有呢？又无中生有一只瓶子困住鹅呢？正如《圆觉经》说："始知众生本来成佛，生死涅槃犹如昨梦。"众生本来都是佛，为什么要无中生有"生死"来厌离，无中生有"涅槃"来追寻呢？

神经症患者头脑中的"自我对话"有如"瓶中鹅出不得"，是一种庸人自扰。它是你长时间的自我内心的独白。尽管许多时候它可能是无意识和微小的，以至于除非你回顾或是特别注意，否则你意识不到它。但事实证明，许多焦虑就是由你对自己做的一些叙述引起的。这个叙述往往以"如果……该怎么办"开始，比如："如果我有另一种惊恐发作该怎么办？""如果我在开车的时候失去控制该怎么办？""如果我在排队的时候产生焦虑，人们怎么看我？"这种自我对话，在事情发生之前就已把事情预料得最糟糕。强迫症患者亦是如此，困扰在自己的强迫与反强迫思维里出不来。这种"自我对话"的危害有如亨利·温克勒所言："设想是破坏关系的白蚁。"

对头脑中的这种"自我对话"，如果我们用知识的推理或想象，往往不能达到目的，甚至让问题变得更糟糕。如果我们能借鉴禅悟实践中的"疑情"，放弃"自我对话"，让"念头只是念头"地存在着，带着不好的感觉去做该做的事，在实践中体验当下，就能达到"痛并快乐着"的境界。

（三）禅机

"禅机"是禅师根据学人的根器、当下心理状况及当时环境而给学人的暗示，其目的是让人当下打开清净自性。

例如，《五灯会元》记载："师（百丈怀海禅师）侍马祖行次，见一群野鸭飞过，祖曰：'是什么？'师曰：'野鸭子。'祖曰：'什么去处？'师曰：'飞过去也。'祖遂把师鼻扭，负痛失声。祖曰：'又道飞过去也？'师于言下有省。"

这是以眼前飞过去的野鸭为题材而展开的对话。马祖岂不知天上飞的是野鸭？他是明知故问，目的是要杀掉百丈怀海的执着，设法让他开悟。就现象来说，百丈的回答都正确，但百丈不知马祖的问话有两重含义，表面是就现象来问，内底却是就体性来问，也是禅的象征语言。野鸭在此象征佛性，佛性会飞过去吗？不！佛性如如不动，但是人们常惑于现象，而迷失了本性。这是禅机的一个典型的例子。通过破除人们对语言的执着和迷信，将世俗逻辑摧毁，到语言不能到达的地方，打开新境界。

再如，有僧人说："我远道而来，请师父接引。"法端慧月说："我不接引你。"僧人问："为什么不接引？"法端慧月说："因为你太灵力。"

法端慧月禅师说的"我不接引你""因为你太灵力"有两层意思。一方面，太灵力的人，举一反三，问一答十，脑筋像计算机一样高速运转。而这反而是禅的天敌。遇到这种人，禅师更要谨言慎行，免得好话说尽，被他学到一嘴滚瓜烂熟的口头禅。另一方面，佛在心中，需要"自悟自解"，不可向外求。

可以看出，这些禅机都是有意无意之间给人一点暗示，颇似心理咨询的过程。咨询师往往不会基于"一片好心"，抢着要去给别人答案，而是不时给你些提示，启发你自己去领悟。

三、禅悟与现代心理疗法的关系

（一）禅悟与人本主义疗法的关系

从上面"不说破""疑""禅机"等禅悟实践方式可以看出，禅悟彻头彻尾是一个"自得"的过程。正如慧能说："自性心地以智慧观照，内外明澈，识自本心，若识本心，即是解脱。"《孟子》也云："欲其自得之也。自得之，则居之安；居之安，则资之深；资之深，则取之左右逢其源。"自得才是悟，悟就是自得。这与人本主义疗法"以来访者为中心"的原则相类似。二者都认为个体有能力解决自己的问题，因此强调依靠自己的努力使内心重归宁静，得到解脱。但在禅悟的训练过程中，禅师并不是给予修禅者完全的接纳与理解，而是摒弃了年龄、地位、资历的差异，避免自我的无明的污染，并不试图对修禅者进行说教，更多的时候仅仅起向导的作用。上文法端慧月提出的"我不接引你"正是此意。

（二）禅悟与精神分析疗法的关系

"自由联想"是精神分析疗法中的重要技术，要求患者把脑海里所浮现的任何无关想法都讲给治疗者，好让治疗者能从这些精神材料里去做分析，探讨有哪些线索可了解患者的情结，这与"禅悟"颇有相似之处。弗洛姆曾把禅学中的"自性"比成"潜意识"，开悟便是把潜意识转成意识的历程。他非常看重高僧们的"顿悟体验"，并且深信这种体验是"人格的真实觉醒"，潜意识的流转代表着一种"醒来"，有如禅宗的"佛性本觉"。可以这么说，精神分析治疗和"禅悟"都是在帮助患者黑暗的心灵"醒来"，让事物按原来的面貌存着。

即使并不被弗洛姆完全认同的弗洛伊德，在他的精神分析中也透出了若干禅的概念，尤其是上文提及的"自由联想法"，更超越了西方思想常态。这并不是说弗洛伊德受了东方思想中的禅宗影响，而是从中窥见了弗洛伊德的精神分析论中的"禅学心理学"条件。正如弗洛姆写道："禅在方法上虽然与精神分析不同，却可使精神分析的焦点更为集中，为洞察力洒下新的光辉，并且使什么是'见'、什么是有创造性、什么是克服情感与虚假的智性化作用更为清晰，而情感与智性化作用乃是主体—客体的分裂所必然造成的结果。就智性化的作用、权威、自我的虚幻以及泰然的生活状态方面而言，禅宗思想会把心理分析者的视域加深加广，并且帮助他达到更为彻底的理解，那就是充分的意识，而其最终的目的是对真实的领悟。"

（三）禅悟与认知疗法的关系

禅学认为人的本性是清净的，因为有了"妄念"，才会陷入苦痛无法自拔，只要消除妄念，就能恢复本性。认知治疗家认为，"任何情感障碍都是由错误思想引起的，只要思想拨正了，情感也就正常了"。因此，"禅悟"之"明心见性"从本质上来说是一类认知疗法。"禅悟"的过程是一种整体性的深刻的认知改变过程。下面以青原惟信禅师悟后提出的"见山还是山，见水还是水"为例来说明之。

青原惟信禅师对大众讲佛法："老僧30年前未曾参禅时，见山是山，见水是水。到后来参禅悟道后，见山不是山，见水不是水。而今得个休歇处，依然见山是山，见水是水。诸位，这三种见解，是同是异？如有人分得清黑白，我便为他印可。"这里的"山""水"是世界的真实或本质、真理。这一段话的意思是说，在没开悟时，如进入"柏拉图的洞窟"看到的山水影子，而我们就认为那就是本质，其实那是错误的；在开悟过程中，或逐渐离开洞窟时，我们知道山水的影子并不是山水的本质，但还是没看到山水的真面目，所以见山不是山，见水不是水；开悟后，离开了认知的黑暗洞窟，此时所看到的山水是"山水"真正的本质，他抓住了事物的真理，因此"依然山是山，水是水"。

下面再举一例禅悟中的认知疗法思想。一僧人问："有人坐船时，船底在行驶过程刺杀了水底的螺蚬等生命，那么是人有罪还是船有罪？"大珠慧海答曰："人与船都无心杀生，所以都没罪；反而是你有罪，因为你执着有罪的观念。例如台风来时，大树被吹倒把人压死了，是台风有罪，还是大树有罪？这根本是荒诞的问题。既没有做者，也没有受者，哪来的罪呢？世界这么大，如果不开悟，无非是受苦的超级大刑房啊！"禅师知道诸法如幻，罪只是人类无中生有的概念，所以会对发问的人说："人、船都无罪，是你有罪的执着，你才有罪！"也就是说，你的认知出问题了。

需要注意的是，"明心见性"的认知觉悟与认知疗法的认知改变还是有着重要的区别。认知疗法的认知改变是通过重新构建认知结构，改变原有的错误认知方式，以矫正不良认知，实现治疗心理疾病的目的。而"明心见性"的认知觉悟则认为心理疾病的根源并不是那些认知结构，而是对那些认知结构的执着，要求放弃对头脑中任何认知结构的执着，重现自性的清净，达到解脱。

（四）禅悟与森田疗法的关系

森田疗法是在 1921 年左右，由日本森田正马先生所创，其根本理论可在 1922 年出版的专著《神经质的本态与疗法》中窥知大要。在日本精神医学界，森田疗法常被称为：（1）"禅疗法"，因为这一精神疗法以日本独特的传统精神风土和东亚地区的禅宗思想文化为理论基础；（2）"根本的自然疗法"，森田先生提出，"我们的身体与精神的活动，是自然现象，无须依靠人为去左右它"，"治病之事，纯是天道支配之处，我等医家只不过是其末梢部门的旁门的旁助者而已，自然之力实在伟大"；（3）"体得疗法"，就是要超越言诠层次知解的范围，在身心未分化的自然生命论中，去彻底体认生命的正常流动。

综观森田疗法内容，"顺应自然"与"为所当为"是两条贯穿治疗的轴线。"顺应自然"是一种与自然事物和谐的生活态度。森田先生认为，治疗心理障碍的首要原则是，先承认压力、寂寞、困顿、失落、不安、恐惧是一种"自然"。凡人都会有不舒服的窘境，它不是某一个倒霉的人所独有的，即使被尊称为心理学家的人，也有可能在情感重挫的情形下心灰意冷。"顺应自然"才有机会走出生命的幽谷。因此，必须接受各种出现的可能，以及了解各种情绪发生的来源，就是："对待寒冷必然会感到寒冷，对待痛苦和恐怖也必然感觉到痛苦和恐怖，对待烦恼也依然如此，切莫徒劳地做愚蠢的事。"这一理念与禅学中的"平常心是道"一致。所谓平常心就是"要眠即眠，要坐就坐，热时取凉，寒时向火"，没有分别矫饰，超越染净对待的自然生活，是本来清净自性的全然显现。

"为所当为"治疗原则包括了"忍受"与"面对"两种层面。忍受有点"苦海"与"彼岸"的意思，众生造福受报，在生死场中轮回，正如《法华经·寿量品》上说："我见诸众生，没在于苦海。"渡过苦海的人才能到达彼岸。森田先生建议患者把人生的不顺当作一种"业"，逃避只会越陷越深，得不到改善，认识"苦"是一种理所当然，它便与快乐一样成了生命中的一部分，不再苦上加苦。森田疗法治疗家高良武久说："不跳入水中的人，永远学不会游泳。"这一思想在禅学中非常常见。下面举一则公案说明。曹山慧霞禅师对侍立在旁的僧人说："悟道的人，无论多么炎热，也不受影响。"僧人说："是的。"慧霞又说："那么，如果现在炎热至极，你要到哪里回避？"僧人说："就往大火炉的炽热煤炭里回避。"慧霞问："煤炭既然炽热无比，你怎么回避炎热？"僧人说："这里众苦不能到啊！"慧霞不再多说，沉默以对。

可以看出，尽管森田先生生前从未公开表明森田疗法来源于禅学的思想，但从他在著作中大量引用禅的惯用词语看，禅悟是森田疗法的灵感源泉，也是其根本骨干。甚至可以说，森田疗法是以禅悟为思想源头的东方文化的产物。

（五）禅悟与矛盾意向疗法的关系

古希腊哲学家爱比泰德说："人不是被事情本身所困扰，而是被其对事情的看法所困扰。"在日常生活中，许多心理障碍和心理疾病的症状本身并没有什么可怕，也并不会对人产生多么大的伤害，而使患者痛苦、焦虑的则是患者对症状的恐惧及对症状的看法和态度。如失眠本身不是什么大事，少睡几个小时也不会对身体有什么严重伤害，可患者对失眠的恐惧、担心和急于摆脱症状的心理状态则使患者焦虑不安的心情加剧，也进一步加重了症状本身。在别人看来是患者自己与自己过不去，自己吓唬自己、作践自己。德国"意义疗法"心理学家弗兰克基于这一点提出了一种简便、快速、易行的心理疗法——矛盾意向疗法，即与设法让患者摆脱和消除症状的一般治疗方法相反，它是一种让患者努力加剧症状的治疗方法。

例如，一名年轻的职员由于害怕出汗前来咨询。他只要一想到会出汗，马上就会大汗淋漓，遇到上司时更是严重。为了切断这种恶性循环，我建议他在将要出汗时下决心让大家看看他是多么能出汗。一周后，他复诊时告诉我，只要他遇到了引发他预期性焦虑的人，他就对自己说："以前我只出过1公斤的汗，这次我至少要在他面前出上10公斤的汗！"结果，遭受这种恐惧症折磨数年之久的他只用了一周的时间，就彻底摆脱了这种病症。

复习禅学典籍可发现，这种治疗方法是许多禅师常用的育人方法。如下面这则公案所示：西睦禅师走上法堂，有一位在家居士就举手说："和尚！你是一头驴子！"西睦接话说："对！我是一头被你骑的驴子！"这位刀子嘴的居士无话可说，就走了。三天后，他又来了，说："对不起，我三天前脑子短路！"西睦举起拄杖把他赶了出去。

西睦禅师不贪求圈外人的赞美，空洞无味，既然你说我是驴子，我且顺水推舟，让你骑骑又何妨？西睦禅师以拄杖赶走俗士，这可不是惩罚！赶他回去，就是无言之教，要他收拾起那张刀子嘴，回到内心反观自性。这个过程与意义疗法中的"矛盾意向法"的操作技术完全一致：借助人类特有的幽默感，激活自我审视的能力。

禅定的修习及其心理治疗思想

一、关于禅定

禅定（meditation），也称沉思、静坐、打坐、冥想等。禅定作为修智证道的重要方法，在公元前 6 世纪，即已见诸古印度典籍。从婆罗门教古老的哲学经典，吠陀文献中最后的一个组成部分——《奥义书》中，便可窥其精义。佛教重视宗教实践，佛教中的每一教派往往都会根据自己推崇的教理，而提出自己独特的实践法门，所谓"八万四千种法门，皆可离断烦恼，趣入涅槃"。但"若夫穷万法之源底，考诸法之修证，莫若止观"（智颛《小止观序》），止观二法可涵摄一切法门，且为其中最直接、最紧要、最基本的方法。在中国佛教历史中，诸大德高僧们将佛学理论发挥到极致，悟得高深玄远之境界，巧妙应用诸种实践方法：不论是天台宗"一心三观"、华严修"法界三观"，还是净土念佛、禅宗修禅等，虽所用名称不同，但其本质全然可以用"止观"来概括。可以说，禅定修习的具体方法即是"止观"修习。

所谓"止观"，是梵文"Samātha"（奢摩他）和"Vipasyanā"（毗婆舍那）的意译。"Samātha"意为止，意思是静息动心、远离邪念、止灭烦恼、使心安住于一境。"Vipasyanā"意为观，意思为生发智慧、静明观照、观想事物的真性，即使心灵直下契入所观的对象，与之冥合为一。在戒定慧三学体系中，"止"对应戒、定二学，"观"则对应慧。换言之，传统禅学中的禅定/止观，就是在扫除妄念的基础上入静，随着入静的深化而徐徐地进入定境，最后在定境中明心见性。这里所说的妄念是指眼、耳、鼻、舌、身、意这六根对客观和主观事物的辨认和思考；而入静阶段，相当于道家所说的识神和元神之间的过渡阶段，类似于弗洛伊德所说的"潜意识"和荣格所说的"个人无意识"。

值得注意的是，西方学者常常将正念（mindfulness）与禅定结合起来，称为"正念禅修"（详见下文《正念禅修》篇）。从本质上说，正念是禅定的一部分，也是最为重要的一部分。因为禅定中最重要的部分并不是盘腿而坐等行为规定，而是全神贯注、集中精神等注意力训练。可以说，只要达到了精神上的正念，也就达到了禅定的大部分效果。

在现代用法中，禅定多指一种自我体验、自我觉知的精神集中行为。从心理生理学的视角看，禅定是指有意识地对注意的自我控制。故吴可为提出："从现代知识体系的视野来看，小乘佛教的禅定可纳入深度心理学的范畴。"

二、禅定修习的要领

在不同的派别中，禅定修习的方法不完全一样。但其修习要领区别不大，主要包括以下两方面：

1. 修止

修止是指通过专注于某一意象或观念、专注呼吸、念诵佛号咒语等，将"心"安住在视觉意象、声音意象、呼吸意象、身体意象和心境上，使心神安定，分散的心思专注于禅定意境，进而体验自己无念无想明镜般的空寂本性。有学者提出，止作为一种心理状态，其心理过程有三个层次：（1）自我意识明显控制层次，（2）自我意识模糊控制层次，（3）潜意识控制层次。

可以看出，止作为禅定修习的基本技术，不仅能帮助修禅者更有力地管束自己的"心念"，改变因无法控制自己的"心念"而导致的心思散乱、烦恼不断的状况，达到专注一境、心不散乱的内心状态；而且能接通意识和潜意识，并最终进入潜意识状态。

这一作用有如宗萨钦哲仁波切在《佛教的见地与修道》中所描述的："首

先，刚开始修行专注时，你的念头会如瀑布一般出现，即所谓'认出概念的生起'；随后由于专注，心境念头会如急流撞上岩石，形成漩涡，然后又回归宁静，即'概念休息'；继续下去，类似河流中的水潭，干扰会产生涟漪，其他时候则平静无波，即'概念疲怠'的体验；第四种如有波浪的海洋，即使生起种种心灵构想，但只要正念即可立刻平息下来，即'收集概念'；随后第五种体验也会到来，类似无波浪的海洋，无论什么事情发生，海洋自不动，即不再需要什么方法去对治种种出现的问题，是一种'不收集概念'的体验，身体会如羽毛一般轻，心完全能受到控制，烦恼大部分都无。经历了这五种体验后，心的造作会愈来愈不活泼，逐渐失去对你的控制力。"

2. 修观

观指集中心念想象某一对象，对应于"戒、定、慧"三学中的慧学、智慧，是一种通达真相及究竟的能力，是禅学用以把握和净化自心、断灭烦恼的根本方法。主体以禅学智慧观察世界，观照真理，主体心灵直接契入所观的对象，并与之冥合为一，而无主客之别，这就是"观"；或者主体观照本心，反省本心，体认本心。

修观又分观想修、观察修及观照修。观想修的心理基础是想象，想象一些外物等；观察修的心理基础是思维，通过佛教的教理来思维，调整自己的心念，明白所谓事物的名称等等皆是意识的设定，所有的一切都是自己"心"的造作，而心念也本是因缘所生，这样通过层层的推理，对佛教义理融会贯通；观照修是运用我们自身的觉察力，观照自己的心念，看每一个念头的起落来去，而不做任何判断，只保持最简单的观照，最终达到对事物本质的真实认识。

需要注意的是，这里的想象、思维、观照均不同于我们日常意识状态中的想象与思维，是处于潜意识状态中。

三、禅定修习与现代心理疗法的关系

(一) 禅定修习与精神分析疗法的关系

精神分析的创始人弗洛伊德认为，人格结构是由意识、前意识和潜意识构成的。意识是心理的表层，是同外界接触直接感知到的稍纵即逝的心理现象，在心理活动中只占冰山一角，而冰山的绝大部分是潜于水下的潜意识；前意识是指能够进入意识中的经验，它防止潜意识中的欲望未经检查而进入意识，是意识和潜意识的中介；潜意识是指被压抑的欲望本能冲动，决定着人的意识活动。弗洛伊德的精神分析理论和禅学都强调人性中非理性的一面，认为意识的深层存在着强大的非理性力量，弗洛伊德称之为潜意识中的本我，禅学称此为贪、嗔、痴等不良心理活动，这是导致人生烦恼的根源。

在精神分析心理治疗的过程中，通过使无意识成为意识，患者得以一步步面对自己内心的冲突和恐惧，以及对世界的种种幻想，从而消除人格失调和认知歪曲。从上文可知，禅定修习的作用与此一致，也可以将潜意识的内容意识化。因为，禅修中的禅定状态，正是人的潜意识活跃的时候，利用这一状态可以将潜意识的内容意识化。从某种程度上可以说，禅定修习是人类早期对潜意识进行发现并探索的学说。

精神分析和禅定修习在意识化的具体方法上都使用了内省法，精神分析时强调的"均匀悬浮"态度与禅定修习过程中的"正念观照"状态基本相似。

此外，精神分析中患者的"自由联想"也颇类似于禅定修习中的"放下自我"，都是要求放下"记忆和欲望"，只是具体过程略有差异。精神分析认为现今的精神状况是由幼年时的创伤经历所造成，要治愈心理疾病就需要从个体的童年经历开始，试图站在现在的角度来重新审视过去的经历，抚平过去的创伤以达到心理治疗的效果。由于精神分析要分析来访者过去的心理创伤，这必然会引起来访者的阻抗，要消除阻抗，需要咨访双方付出艰辛的努力，从而导致精神分析的治疗时间较为漫长，有时甚至长达数年，对来访者而言，在精神和物质上都是极大的负担和考验。而禅定则更重视参禅者当下的感受和体验，不注重禅修者过去的经历和创伤，直接对当下的本心进行认识和自省，超越自我的局限，提升自我境界；禅修者不需要与禅师频繁地交流与沟通，更多的是在生活中进行自我修为。

（二）禅定修习与认知疗法的关系

认知治疗学派认为，人是理性的动物，由于受自身生理外部自然环境和社会因素的综合影响，在建构自己的认知经验时会形成合理或不合理的想法。这些想法又进一步决定人们对压力事件的反应，从而对相同的事件做出不同的情绪与行为反应。也就是说，人的情感和行为受他们对事件知觉的影响。但这种影响不是取决于个体自身的感觉，而是取决于人们自身构筑的情境。认知疗法强调负性自动思维和功能失调性假设对个体情绪的影响，认为是负性自动思维与功能失调性假设造成了个体的情绪障碍，而有情绪障碍的个体又容易以扭曲的方式来看待客观事物。

这种扭曲的认知方式在禅学中被称为"妄念"。禅定修习的重要一步就是"旁观"这些念头，看着它们出现、停留、自行消散，但不作评判。正如《楞伽师资记》中记载："亦不念佛，亦不捉心，亦不看心，亦不计心，亦不思维，亦不观行，亦不散乱，直任运。"久而久之，就可能达到慧能提出的"无念""无相""无住"的状态，做到"于念而无念""于相而离相"。因此，禅定修习的过程就是认知治疗的过程。

（三）禅定修习与行为疗法的关系

首先，禅定修习能起到行为疗法中放松技术的作用，修习者通过调整动作姿势（调身），数息、随息（调息）的方式，将自己的注意力集中在当下，摈除妄想杂念，达到一种平静、放松甚至"恬淡虚无""思维停滞"的状态。这时，人体的生理会发生积极的改变。

其次，禅定修习从一开始就运用了行为疗法中"暗示"这一心理治疗手段，如要求修习者坚信通过修禅可以去除杂念、使自己的内心平静、最终可见性成佛等。禅修时入静所致的意识改变状态与催眠状态相当接近，让人处于身体放松、内心宁静的状态，而且意识清晰，甚至比平常更清晰。禅修入静时，修习者能够直接打开横亘在意识与潜意识之间的那扇封锁的门，直接进入潜意识的黑盒子，搜索其中的创伤、压抑、欲望以及久远的记忆，直接曝光意识想隐藏的事情。

此外，禅定修习中观想的修习，可起到行为疗法中想象脱敏疗法、厌恶疗法的作用：通过改变其所执着的某种认知来达到行为改变的目的。例如，不净观（观想）的修习是通过想象，使个体明了自己的身体仅仅是填充了血肉、心、肝、脾、胃、肾、脓血、屎尿等不净物的一副白骨而已。从而对自己的身体产生厌恶，不再执着于为了不断满足身体的种种欲求而对饮食、衣物、金钱、性等方面所产生的贪着，进而逐步减少欲望，达到解脱。

正念禅修篇

我们要当心，别让智力变成我们的神。它固然有强大的力量，可是却缺乏人格。它不能统治我们，只能为我们服务。

——爱因斯坦

病人需要某种体验，而不是某种解释。

——弗洛姆·莱克曼

引入正念并不是要训练某种禅修功夫，而是希望能为病患找到一个承受痛苦与解脱痛苦的有效工具。

——乔·卡巴金

我们如何反应与事情本身可能并没有多大的关系，关键在于我们对于事件的看法。

——丹尼尔·西格尔

要成为自己的心理医生，你不必学习一些大道理，只需每天审视你自己的心。你每天都检查物质的东西——会去看看冰箱里的食物够不够，为什么不看看你自己的心态？审视自己的心可重要得多！

——益西喇嘛

将漫游的注意力一次又一次刻意地拉回来的能力，是判断力、性格及意志的根基……改善这种能力的教育等同于卓越教育。

——威廉·詹姆斯

第四章 关于正念禅修

正念禅修尽管是一种自古以来佛教徒修习的方式，却与现代生活息息相关。这种相关性，跟佛教本身或做佛教徒并没有必然的关系，倒与觉醒、与自己以及世界和谐相处有莫大的关系。本章将对正念禅修的概念、正念的特质、对正念禅修的常见误解、正念禅修的价值进行论述。

什么是正念禅修

正念禅修，古印度的巴利文称为"Vipassana"，汉译为毗婆舍那观禅，又译为正念、四念处或内观禅修等，英译为"mindfulness meditation, insight meditation"等。其根源可追溯至 2500 年前释迦牟尼佛的教导，基本思想是：万事万物都是生灭变化的（无常），但是人却会对本质无常的愉悦感受产生习惯性的贪爱、执取的反应，希望其永驻；而对不愉悦的感受则产生嗔恨、排斥、压制等反应，希望其快快消失。因此，禅家认为，人类痛苦烦恼的真正根源不是外在的各种刺激源，也不是感受本身的愉悦与否，而是这种贪、嗔等错误的反应方式。如果能去掉这种习性反应，就可从痛苦中彻底解脱。正念禅修正是这样一种努力，即通过对各种感受仅仅是单纯的观察与觉知（即正念，Mindfulness），发展起对一切感受毫无贪嗔、完全接纳的平等心，通过日益微细与敏锐的觉知力和日益扩展的平等心，使人达到最终的觉悟与解脱。

这种禅修方式一直通过口耳相传的方式保存在缅甸等南传佛教国家。其具体的修习方式大都是从对呼吸及行住坐卧等过程中当下自然产生的身心感受进行观察入手，强调对此时此地的实际的身心感受的接纳与觉知，既不赞成以持诵某种声音或专注于某处某神等方式来加强注意力，也反对用暗示或想象等方法寻求或创造某种入静或舒适的感受，这也是它与其他静坐冥想的区别之处，而且其中极少带有宗教色彩。在 20 世纪七八十年代，正念禅修被介绍到西方，为心理学界所注意，经过乔·卡巴金等学者的系统研究，渐渐改良和整合为当代心理治疗中最重要的概念和技术之一，成为调养心身以及治疗焦虑症、抑郁症及其他心理疾病的有用工具。

从目前西方心理学界比较流行的正念内容看，尽管其来源于佛学，但已不完全等同于佛学中正念的含义，主要指"内观"，即对当下所发生一切的全部觉察，不进行任何判断取舍，生活在此时此地。例如，乔·卡巴金博士将"正念"定义为"一种觉知力"：是通过有目的地将注意力集中于当下，不加评判地觉知一个又一个瞬间所呈现的体验而涌现出的一种觉知力。

让我们以进食为例来了解一下这个"觉知"过程。如果在进食时保持正念，我们就会主动感觉吃的过程，并留意吃的感受以及我们的反应。我们还会注意到自己是否正在专心吃饭，一旦发现自己走神了，就有意识地把注意力带回到进食的过程。如果没有保持正念，表面上我们知道自己正在做什么，但也许我们同时在思考 101 件无关的事情，也许还在看电视、谈话或阅读，甚至同时在做这 3 件事情！这样，我们并没有在用心吃东西。我们也许只是隐约地感觉到身体，而对心念和情感知之甚少。

当我们对心念只有模糊的感觉，它们就会随意攀缘，不会主动将注意力带回到吃的过程。它们没有目的性。而目的性是正念非常重要的组成部分。若我们致力于体会当下，无论是呼吸、某种情感或就像进食这样简单的行为，我们就在积极地培育正念。如果让心任意攀缘，各种念头都可能生起，包括那些反映恼怒、贪爱、忧愁、报复、自怜等负性心念。若放任这样的心念，我们将强化相应的情感，并给自己带来痛苦。当我们有目的地将意识脱离这些心念而带往某个"锚点"时，我们将削弱它们对我们生活的影响力，并为培育宁静和愉悦的心境创造了条件。下面，我们借助玛丽·奥利弗的诗《征途》来描述一下什么是正念禅修：

有一天，你终于知道你必须做什么，并开始行动。

虽然你周围的声音一直在喊叫着它们的坏建议；

虽然整个房子开始发抖；

你感到陈旧的绳索绊住了你的脚踝。

"改善我的生活。"

每个声音哭喊着。

但你绝不停止。

你知道你必须做什么。

虽然风用它僵硬的手指撬动这个根基，

虽然它们的忧郁真实可怕。

天已经晚了，

一个疯狂的夜晚，

路上塞满了断枝和石头。

但是，渐渐地，

你将它们的声音抛在身后。

星星穿越云层散发光辉，

一个新的声音出现，

你慢慢地意识到它是你自己的声音，

伴随着你。

当你越来越深入地步入世界，

决定去做你唯一能做的事——

决定去拯救你唯一能拯救的生活。

正念的特质

正念是一种"反射镜式"的思维，只是"如其所是"地"看"所发生的事，但不会有主观判断。它至少具有以下几方面的特质：

1. 接纳和不作评判

正念是不带评判的观察，它是内心无私观察的能力。有了这个能力，一个人才可能不以责难和评判的态度来看问题。他不会为任何事情感到惊讶，他只是不偏不倚、如实地看待当下的经验，既不决定也不评判，而只是观察。就像科学家在用显微镜观察物体一样，没有任何先入为主的意见。

如果我们不能在事情发生时接受内心的各种状态，就不可能客观地观察心里发生的事，对于焦虑、抑郁、恐惧、愤怒等自己不喜欢的心理状态而言更是如此。为了观察自己的焦虑和恐惧，我们应该先接受我们害怕这个事实。如果不能完全接受自己的沮丧，我们就不可能检视它。对于恼怒、激动、挫折及其他令人不舒服的情感状态来说也是如此。因为我们没有能力一边忙着排斥某些事情，一边还能彻底地检视它。对于任何我们拥有的经验，正念都一概接受。它只是生命的另一个事件，另一件该被觉知的事而已。没有骄傲、羞愧、自卑、恼怒等个人情绪，它是什么，就是什么。

当然，这里的接纳并不意味着我们不能有所作为以改善情况。但是目前的情况就是如此。正如禅家所言："你若明白，事物只是呈现原来的面貌；你若不明，事物依然呈现原来的面貌。"接纳也不是被动的，而是一种心灵的意志运动，愿意包容面前的一切。正如电影《希腊人左巴》里说的，"麻烦？生命就是麻烦，只有死了才不麻烦"；"生活就是卷起你的袖子，拥抱麻烦"。而且这种包容往往需要从自己开始。正如心理学家荣格所说："也许我自己就是必须被爱的那个敌人。"

2. 不偏不倚的觉察

正念是一种不偏不倚的觉察。它不会靠边站，不会执着所认知的事和人，它就只是觉知。正念不会因为好的心理状态而入迷，也不会尝试回避不好的心理状态。它既不会执着乐，也不会逃避苦。正念平等地对待一切经验、思维与感觉，它没有任何压抑，也没有个人的好恶。

这种不偏不倚的觉察能让我们走出否认心态，而否认会破坏我们的自由。例如，否认身体有病的糖尿病患者是不自由的；否认以其生活方式为代价的筋疲力尽的工作人员，否认因热爱文学而想当作家的自我批评者，也是不自由的；否认贫困和不公正现象的社会也会失去其相当部分自由。如果我们否认自己的不满、自卑、愤怒、痛苦、妒忌，将受更大的苦。如果我们否认自己的价值观、信仰、抱负，也必将会受苦。

只有当我们真正不偏不倚地觉察时，内在才会真正地开放。正如托尼·帕克观察到，"理解、慈爱和智慧的出现和兴旺，无关于任何外部的传统"，"这种事完全是自发的，它发生在一个人无恐惧地询问、琢磨、倾听并观看的时候。如果自我关注是宁静闲置的，那么天地就是开放的"。

有了不偏不倚的觉察，我们就可及时识别内在的各种经验，并向它们礼敬，如"啊，这是悲哀"；"现在是兴奋"；"嗯，是的，冲突"；"是的，恐惧的念头出来捣蛋了"；"哦，现在是痛苦，还有评判"……佛陀说："我们可以在黑暗中点燃一盏灯。"这种不偏不倚的觉察就像这盏灯，能带我们离开幻念和无明，从而走向解脱。

3. 纯粹的觉知

正念是非概念性的觉知。它不是思考，与思维或概念都无关，也不会停留在观念、意见或记忆上，它只是纯粹的觉知。

例如，当你初次认识某事物时，就在你将它概念化或确认之前，会有短暂的纯粹觉知。这个觉知状态通常只维持很短的时间，就在你把眼睛与心集中在事物上的那一瞬间，在你把它具体化、在心里锁定它、从其他事物中抽离出来之前。它在你开始想起来，以及你的心里说"哦，那是一只猫"之前就发生了。那个焦点柔和、瞬间流动的纯粹觉知就是正念，有点像是以眼角余光看事物，有别于正眼所见。

然而，这个柔和与非集中的瞬间觉知，却包括了一种非常深刻的认识，那是你把"心"集中并将对象具体化后所缺乏的。在我们平常的认识过程中，正念的步骤是转瞬即逝的，因而不容易被识别。我们往往养成了只注意其余步骤的习惯，聚集于命名、比较、归类、贴标签上，以及涉入一长串符号的"自动思维"中。

实践证明，当你在任何给定的时间里只是"纯粹地觉知"而不是对正在发生的事情陷入"自动思维"时，你就会延迟对情景的反应，一直到所有的信息被正确看待为止。很多时候，我们会发现，遇到应激的最聪明的反应就是"按兵不动"。用老子的话说，这种"纯粹的觉知"可达到"以天下之至柔，驰骋天

63

下之至坚"的效果。

4. 当下的觉知

正念是当下的觉知，它就发生在此时此地。它对现在正在发生的事件进行观察。它永远待在现在，永远都在时光前进的波峰上。例如，如果你回想起小学三年级时的老师，那是回忆；接着，当你觉知到自己正在回忆小学三年级时的老师，那就是正念。如果你再把这个过程概念化，并对自己说："噢！我正在回忆。"那是思维。

通过正念训练，我们就可以一点一滴地从旧的思维模式（自动思维——对任何应激源自动做出反应）中解脱出来。这样，我们就能够专心并欣赏每次丰富和复杂的经历；会开始明白自己要做的正是眼前的事情。久而久之，我们将会慢慢实现从无察觉到觉察状态的优雅转身，生活在"此时此地"之中。

5. 不认同身份

不认同身份又常被称为"无我的警觉"，即是不以自我为中心的警觉。秉持正念看一切现象的人，不会有"我"或"我的"这样的概念。例如，如果你的右腿疼痛，一般的意识会说："我有个地方痛。"使用正念的话，一个人只会注意到感受就是感受，如"哦，这是痛"。他不会附加一个额外的"我"的概念在上面。正念禁止一个人对认识增添或减少任何东西，他既不会增加，也不会强调任何事物。他只是"如其所是"地观察，安住在觉知本身中。

在禅学中，不认同身份即是达到了真正的和平、涅槃。如果我们做到了不认同身份，就可以恭敬地关心自己和他人，而且不再受拘于恐惧和"小我"意识的妄想。

6. 觉知变化

正念觉知变化，它观察经验之流。它看着事物变化，看着一切现象出生、成长与成熟，也看着现象衰败与灭亡。正念须臾不离地持续看着事物。它观察一切现象，不论物理、心理或情绪，以及任何在心里呈现的现象。正念修习者则只是坐着看表演的看客，看着事物像大海里的波浪一样生起与消逝；看着事物如何让我们产生感觉，以及我们如何对它做出反应；看着这件事情如何影响周围。在正念禅修中，修习者只是旁观者，他的唯一任务是持续追踪内在世界的无常表演。

此外，还需注意的是，在正念禅修中，修习者关心的并不是外在世界，而是自己内在的世界。他探究的领域是自己的经验，是自己的思维、感觉与认知。

对正念禅修的常见误解

一提到"禅修"，许多人马上会想到持诵神秘咒语，甚至降妖伏魔。少部分人还可能把禅修与迷信联系在一起。目前市场上也有许多关于禅修主题的书籍，其中多数都是出自特定的宗教或哲学传统，但许多作者并未明确指出来。他们将一切说得好像是普遍法则，实际上却是只限于特定修行系统的特殊程序。这就容易导致许多人对禅修存在许多误解，甚至对禅修望而生畏。

本篇目的相对明确，只讨论内观系统的正念禅修，教导你"如其所是"地"看"。修习的主旨不求特殊的开悟境界，不企图达成有别于当下的超常意识状态，不参公案或话头，更不主张通过专注禅定引发三昧境界。而是仅仅希望帮助修习者达到如下的存在状态：没有焦虑和恐惧地在此时此地过着自己的日子，维持着感官的开放度，留意身心在每个当下的反应及变化，逐渐增强对身体的觉知，愈来愈细微地去发现意识底层的焦虑和紧缩倾向，并学习如何替瞬息万变的思维活动加标签，以勘破那些在早期养成过程中所产生的"妄念"。下面将简要介绍一下对正念禅修的常见误解。

误解一：正念禅修只是一种放松的技巧

有时候正念禅修的确会给我们带来放松的感觉，但也可能没有这种感觉。你的目的是造成这种差别的原因。当你想放松的时候，你可以投入到很多活动中，像看电视、读书、躺在床上做深呼吸练习……而正念禅修的目的仅仅是不加评判地专注于你选择的任何事物或体验，放松感只是其副产品而已。

为了放松的目的而修习正念实际上是一个陷阱。如果你修习时未感到放松，你的意识可能会被"自己怎么无法放松呢？"这种想法所占据，从而导致沮丧、焦虑和失望，并使你陷入恶性循环，把你推向更加焦虑或抑郁的状态。

误解二：正念禅修是指培养一种正确的思考

受我国目前流行的"正能量"一词的影响，许多人也望文生义地把正念禅修错误地理解成培养一种正确的思考方法。其实，"正念"的"正"，在古印度的含义中无关于"正义"或"善"，而更接近于"如实"，就是如一件事情的实际。

我们修习的正念不是一种智力的了解，不是用更多的思考来改变你原来的思考，而只是觉知，只是观照念头本身，也就是承载着念头。观照心念而不被拉过去，你就可以从中学到非常深刻的解脱智慧，帮助你不再被那些思考模式禁锢得那么森严。那些思考模式在内心往往非常强烈，却常常是狭窄、不精确、自我中心、惯性到囚禁自我的地步，而且甚至根本上是全盘皆错的。如果培育了正念，我们便能超越思考或站在思考的背后，犹如在山洞内发现利于眺望的地点，或在瀑布后大石上的凹处：我们仍看得见、听得到瀑布，但我们置身于激流之外。

只要我们持续进行正念修习，思考模式便会自行改变，变得可以滋养生命中的统合、智慧和慈悲，但这种改变并不是因为我们努力以一个更清净的念头去取代另一个念头。相反，是去了解念头的本质、感觉念头的本质，了解我们和这些念头、感觉的关系，然后使这些念头、感觉可以为我们所用，而不是反其道而行。

当然，如果我们决定做正面的思考，可能也会有用，但这不叫正念禅修，只是更多思考，而且很容易会变成正面思考的禁脔，如同我们曾经是负面思考的禁脔一样。正面思考也可能会有约束、片段、不精确、错觉、自我中心与错误。例如，当你很沮丧时却假装自己很开心，这不仅会出现可信度问题，连自己都不相信；而且，如此辛苦地做作还会引起生理上的痛苦。研究表明，不管是夸大灾难还是裹上糖衣，当你做得太过火时，就会导致心里出现内在冲突，进而向杏仁核发送错误信息，引得它开始"哇哇叫"。

误解三：正念禅修是圣贤所为，不适合一般人

这种态度在国人中很普遍。的确，多数圣者都修禅，但是他们并非因为他们是圣者而修禅，那是本末倒置的说法。他们之所以成为圣者，乃是因为他们禅修，禅修是他们到达彼岸的方法。其实，除处于发作期的精神病患者之外，大部分人都是适合正念禅修的，神经症患者尤其适合。

认为自己不能禅修，就像认为自己不能呼吸、专心或放松一样，但事实上几乎每个人都可以轻轻松松地呼吸，在正确的情况下，也几乎每个人都可以专注、放松。

人们常将禅修与放松或必须达到、体验到某种特殊境地混为一谈，所以，一旦试了一两次，却没达到什么效果或没有什么特别感觉，就会认定自己是没法禅修的人。

的确，禅修需要能量和持续下去的决心，可是，"我不想一直坐下去"不是比"我不能"更精确些吗？事实上，任何人都可以坐下来，专注于出入息或心念，何况你还不必坐下，你可以走动、站立、躺下、金鸡独立、跑步或沐浴。只要保持这种状态，即便只是 5 分钟，也需要刻意而为。

所以，若要使禅修成为生活的一部分，这多少需要些纪律，说自己无法禅修，其实是不愿花时间在这事上，或者试了，却不喜欢那份感觉，那不是他们所寻找或希望的，抑或是没达到他们的期望。所以，也许应该再试一次，只是保持注视与觉察。

误解四：正念禅修是逃避现实

不对，正念禅修是紧扣现实的。它不会把你与生命中的痛苦隔开来，反而是帮助你更深入生命中的一切层面，好让你能突破痛苦的障碍，超越苦厄。修习正念是以面对现实为出发点，完全体验生命的实相，并且如法而行。它让你看穿假象，跳脱过去你一直告诉自己的优雅谎言。事实就是事实，你就是你。在缺点与动机上欺骗自己，只会让你愈陷愈深。正念禅修不是试图让你忘却自己或掩饰你的烦恼。它的目的是让你能如实观察，并且完全接纳事实。只有这样，你才有可能改变它。

误解五：正念禅修危险，一个谨慎的人应该避开

任何事情都有一定危险，如过马路可能被车撞到，洗个澡也可能会弄断脖子，甚至喝水还可能被呛死。正念禅修，则可能会勾起你对过去种种不好的回忆。已经在心里压抑许久的东西突然冒出来可能会很吓人，不过，探索它是相当值得的。没有一项活动完全没有风险，但这并不表示我们就应该把自己裹在保护茧中。那不是生活，而是提前死亡。面对危险的方法是先了解大概的情况：有多严重、关键点以及如何解决等等。正念禅修是开发觉知，本身并不危险。相反，增长觉知是对抗危险的保障。如果方法正确，正念禅修是非常温和而且渐进的过程。

正念禅修的价值

一、修身养性、完善人格

教育、艺术、宗教等都具有修身养性、完善人格的作用，但并不完全可靠。有些人被名利及权势等欲望的诱惑，接受了教育、艺术、宗教的熏陶，在人前也能表现出高尚的人品和圣洁的行为，他们的内心却可能包藏着不可告人的勃勃野心和阴谋诡计。典型的例子如金庸《笑傲江湖》中的伪君子岳不群，他暗中为了自己的目的干着丧尽天良的事，一边又满嘴仁义道德、慷慨激昂地说话。

为什么会这样呢？因为不论是宗教的教条、教育的伦理，还是艺术的欣赏，均系外来的灌输，甚至是权威的高压、惩罚，这些与个人内在的欲求未必都能够吻合。正如我国著名心理学家许又新教授提出："惩罚不可能培养出高尚的情操，它只能塑造出伪君子或者自卑自责和自我折磨的人，也可能使人走上犯罪道路。"

正念禅修与此不同，是修身养性、完善人格的良好方法。它不需要教条来施予任何压力，而是通过内发的自觉而达到人格升华的目的。伦理、道德对于长期坚持正念禅修者是没有用处的东西。而且，宗教的教条、伦理的标准、道德的尺度均会由于时代、环境及对象的不同而失去其通用性。

禅虽脱胎于佛教，但因其"不假外缘""不立文字"，被认为是万古长青的修习法门。禅家认为，人们苦恼的根源，是以"我执"为核心的无明，用心理学术语来说就是对于自我的执着导致错误的认知。而正念禅修的实践，是将"自我"这样的东西像剥芭蕉树一样，一层妄念又一层妄念地剥光之后，不但见不到一个装模作样的"我"，甚至连一个赤裸裸的"我"也见不到。

只要坚持修习，你自然会发觉你过去的存在，只不过是存于一连串烦恼妄念的累积之上，那不是真正的你。真正的你是与一切客观的事物不可分割的，客观事物的存在，是你主观存在的各部分而已。你也会发现，其实自己不必追求什么，也不必厌弃什么。到了这样的程度，你必定会是一个热爱人类的人，也会是热爱一切众生的人。你的性格将会开朗得如春天的阳光；即使有时会因为某种原因，出现喜怒哀乐的表情，但内心则是经常平静而清澈得如秋天的明潭。

所以，坚持正念禅修的人，就会破除"我执"，找到自己的"本来面目"，达到明心见性、心灵自我超越的境界；而不会向别人掩饰什么，也不会为了改造自己而感受到来自外在的压力，更不会像忍受着痛苦割除毒瘤那样去挣扎。用人本主义心理学家罗杰斯的话来说，坚持正念禅修的人就是"真诚"的人，即"变成自己"，"从面具后面走出来"的人。

概括正念禅修在修身养性、完善人格方面的积极作用，至少有以下方面：

1. 定力的增强

正念禅修的目标在于观察，而非希望、冲动、欲望和奋斗的满足，它只强调对当下的观察，注意保持"只是"的状态，限定在记录所观察到的身心事件，却不加以反应，任何反应或进一步的运作都会被立即纳为只是注意的对象。禅学把这种"只是"的状态称为"心一境性"，能增强定力。正如张澄基教授所说："专注一境、妄念不生，就能：一、制伏潜意识中的种子使之不能现行；二、无暇亦不能接受外境对感官之刺激。"

2. 感受的敏锐性

正念禅修中非常注重感受，感受时时刻刻都在身上发生，身心的每一个接触都会产生某种感受，心缺乏足够的专注力，只能察觉到较粗重的感受。经过正念修习以后，"心"就会变得敏锐，如此的感受，也就是变成了他自己感受的"见证人"。正如马哈里士所说："意识的纯粹状态是对自己完全开放地体验自身，如与现实的互动……意识知道自己是认知者，也是被认知的对象，这是获得知识的过程。"用心理学的专业术语来说，正念禅修使"自我"同时具备了作为经验之主体和客体的能力，使内在的和外在的知觉都会变得更灵敏，色彩变得更明亮，内在的世界变得更丰富。

早期视知觉敏感性的研究也发现，3个月的强化正念训练可以显著提高个体的视觉敏感性。经过训练后，个体不仅可以觉察到持续时间更短的闪光，还可以分辨出间隔时间更短的闪光。

3. 动机的转向

在正念禅修实践中，修习者需要保持"纯粹的觉知"和"不作评判"，这样有助于使动机朝着更健康、更具有超越性的方向转化。特别是沉溺和厌恶的强制性力量得以减少，动机的对象或种类也不再分散而是更加集中，较少地看重得到而较多地看重给予，欲望也逐渐变得较少自我中心而较多自我超越。从而达到禅家"无缘大慈，同体大悲"的境界。用心理学家马斯洛的话来说，就是向更高的需求层次攀升。爱因斯坦对此也有一段精辟的论述：

> ……我们的任务是，扩大悲悯的范围，将自我从牢笼中解放出来，拥抱所有的生灵以及自然界中的一切美好。没有人能完全实现这个目标，但为了实现这个目标的努力，本身就是一部分解放，就是内在安全感的基础。

二、医学和心理学价值

禅修与身、心之间的关系，近年来已成为医学界和心理学界的显学，许多医学家和心理学家纷纷投入相关研究，从20世纪60年代起，西方就开始研究禅修对心理、生理、行为和环境的好处，比如增加快乐、减轻压力、增加智力、增强创造力和理解力、改善人际关系和生活品质等等。之后，他们把禅修技巧融入心理治疗和内科疾病治疗等领域，透过各式最新仪器的检测，也陆续获得不少珍贵的研究成果。

根据日本京都大学心理学教授佐藤幸治博士所著《禅的效验》，坐禅具有10种心理方面的效果：（1）忍耐心的增强；（2）治疗各种过敏性疾患；（3）意志力的坚固；（4）思考力的增进；（5）形成更完美的人格；（6）迅速地使头脑冷静；（7）情绪的安定；（8）提高行动的兴趣和效率；（9）使肉体上的种种疾病消失；（10）达到开悟的境地。

根据日本长谷川卯三郎博士所著《新医禅学》，坐禅具有12种功效，能治12种疾病：（1）神经过敏症；（2）胃酸过多及胃酸过少症；（3）鼓肠疾；（4）结核病；（5）失眠症；（6）消化不良；（7）慢性胃下垂；（8）胃、肠的弛缓；（9）慢性便秘；（10）下痢；（11）胆结石；（12）高血压。

美国北卡罗来纳大学芭芭拉·弗莱德里克森教授及其同事研究证实，以善待自己和他人为核心的禅修有利于促进积极情感，进而催生更加强烈的生活热情。仅仅经过8周训练之后，正念修习者即可以强化目的感，削弱隔离感和疏远感，同时还可以减轻各种疾病症状，包括头痛、胸痛、充血和虚弱。

纽约罗切斯特大学的柯克·布朗和理查德·赖恩发现，正念禅修越多的人就越容易参与要求更高的活动。也就是说，他们做事情并不是因为别人要求他们或迫使他们去做。他们从事某些工作也并不是为了改善自己在他人眼中的形象，或者改进他们的自我感觉。相反，那些怀有更多正念的人会花更多时间做他们认为真正有价值的事情，或者他们只是发现其中蕴藏着无穷的乐趣。

2005年发表的由美国国家卫生研究院资助的一项研究表明，从20世纪60年代开始，西方人实施的禅修练习（超脱禅修）使死亡率大幅下降。与对照组相比，在19年当中，禅修组因心血管疾病死亡的数量下降了30%，因癌症死亡的数量下降了49%。这种显著效果相当于发明了一种全新药物，同时又没有药物产生的副作用。

在比利时根特市的吉斯·范·赫林根教授的诊所，抑郁症病人接受治疗期间即可进行禅修训练。他发现，虽然大部分患者都在服用抗抑郁剂，但是正念禅修可以将复发概率降低30%~68%。对于禅修能否替代药物治疗这个问题，埃克塞特市的津戴姆·库伊肯教授和他的同事以及多伦多的津戴尔·赛戈尔和他的同事都表示，患者在停用抗抑郁剂后，如果进行8周正念认知疗法（MBCT）训练，与继续服药的患者相比，效果相当或者更好。

加拿大蒙特利尔大学的皮埃尔·瑞文利研究员和他的同事发现：饱受慢性疼痛（如关节炎和后背疼痛）折磨的病人如果进行禅修，可以明显缓解疼痛的程度。这项研究成果发表在《疼痛学期刊》上。研究者让13名疼痛患者进行禅修锻炼一段时间后，采用核磁共振成像技术发现：尽管病人还会意识到疼痛的存在，但他们的痛感已经明显减轻。与不进行禅修练习的病人相比，这些患者对疼痛刺激的应激性明显减弱，与认知、情绪和记忆相关的前额皮质、扁桃腺和海马体的活性都相应下降。这项研究的首席作者认为禅修完全可以作为医学治疗手段的辅助替代手段，让病人从被动的承受痛苦转变到主动的通过低强度的体育锻炼降低痛感，其作用机理在于禅修可以减弱大脑中相应部位对疼痛感觉的加工处理过程。

国内王艳明等以一例强迫症患者为对象，进行为期4周的密集的观呼吸训练。结果发现，从第2周会谈开始，来访者报告注意力等开始改善，并在最后一次咨询时（第4周）报告症状消失，一年后的随访发现症状依然得到一定程度控制。从而认为，观呼吸技术可能对某些强迫症患者有治疗价值，值得关注。

第五章　正念禅修治疗神经症的原理

大量的研究证明，正念禅修对焦虑、抑郁的减轻会产生效果。它在极难控制情绪的人、患有强迫症的人和患有普通疾病（比如慢性疼痛）的人身上已经得到了成功的应用。正念禅修提供的超脱式的旁观所带来的好处能够帮助我们有效地应对各种刺激。也就是说，正念禅修可以有效地治疗神经症。下文将对正念禅修治疗神经症的原理进行剖析。

转变大脑的反应模式

一、神经症患者大脑的常见反应模式

为了生存的需要，所有的哺乳动物都具有"战"或"逃"的自救能力。这种反应模式在野生环境中非常有用，整个过程是从"愣住"开始的。例如，当你晚上驾车行驶在乡村道路上，看到一只鹿站在路上瞪着眼看着你那快速驶近的汽车，这种情况下，鹿并不是吓傻了，它只是在做动物们已经做了几百万年的事——保全自己的生命。当它们听到潜伏的捕食者靠近的声音，它们会站住不动，以便有时间在捕食者看清它们之前看清捕食者。因为许多捕食者会寻找移动的物体，而突然站住不动是迅速隐身的好方法。一旦动物看清了捕食者所处的位置，它就会继续其余的"战"或"逃"反应。这个"愣住"有点类似于正念禅修中的"觉知"。

曾有一个电视纪录片展示了非洲大草原上一只猎豹追逐一群瞪羚的情景。瞪羚在惊恐之中疯狂奔跑，直到猎豹抓住一只猎物或者无奈地放弃当日的狩猎

行为。危险一旦过去，瞪羚便很快平静下来，重新吃起草来。

遗憾的是，由于"战"或"逃"反应模式不是意识层面的，它受大脑最"原始的"部分（主要是"杏仁核"，又称大脑的应急"按钮""警报器"）所控制，这就意味着大脑在理解威胁时有些简单。神经症患者尤其如此，他们的大脑无法区分老虎等造成的外部威胁和令人烦恼的记忆或未来忧虑等内部威胁，甚至可能把正常的身体感受也当成威胁。而且，大脑还会出现其他活动，如开始搜寻过去的记忆，试图寻找答案，解释出现这种感觉的原因……这些过程是在瞬间完成的，我们甚至无法意识到它们的存在。对大脑扫描获得的证据证实了这一点：那些整天心无目标、忙忙碌碌的人，很难将注意力集中于现在；相反，他们过分关注一些与外部世界脱节的目标，大脑的"杏仁核"一直处于"高度警觉"状态。从某种角度看，神经症患者的大脑对"威胁"的反应模式连鹿和瞪羚都不如，既不会像鹿一样如实地去"看"清危险，也不会像瞪羚一样在危险已经过去时，将身体的"战"或"逃"系统及时关闭。

因此，我们的反应方式可以将短暂的、正常的情感转变成持续的、干扰性的情绪。换言之，我们的大脑可能会产生夸大观念和灾难化想法，让情况变得比实际更加糟糕。下面以疲倦为例来说明焦虑症、躯体形式障碍等神经症患者大脑的反应方式：

> 现在，就在阅读本书时，请尝试寻找身体中是否存在疲倦感，花点时间观察你所感到的疲倦程度。一旦你的头脑中出现了这种疲倦感，请接着思考如下问题：我为什么会感到疲倦？到底哪里出了问题？是不是生癌或患肝炎了？这种感觉对我来说意味着什么？如果无法将其摆脱会出现什么后果？
>
> 请花一点时间思考这些问题。让它们在你的脑海之中打几个转：为什么？什么问题？意味着什么？有什么后果？
>
> 现在，你可能会感觉更加糟糕。这是因为，在这些问题背后存在一个希望摆脱的愿望，希望通过弄清疲倦的原因、意义和可能的后果来解决这些问题。这种了解或消除疲倦的冲动是可以理解的，却反而让你觉得更加疲倦。

二、大脑"行动"模式的局限性

为什么你试图消除自己的感受或者陷入过度的思考，反而更容易陷入痛苦或焦虑的恶性循环呢？这是因为，你不当地动用了大脑一个十分强有力的工具：理性判断思维。它的工作过程是这样的：你发现自己处于某个位置（如哀伤、抑郁、焦虑、恐惧等），知道自己希望抵达的目的地（如快乐、幸福、健康等）。你的大脑便会分析两者之间的距离，试图确定连接两者的最佳途径。于是，大脑便采取了它的"行动"模式。这个模式通过逐步缩短你目前所处位置与目标之间的距离进行工作，它会潜意识地将问题分割为片段，然后利用思想之"眼"观察剖析，不断重新审视解决方案，判断它是否让你不断向目标靠拢。这一过程是在瞬间完成的，我们通常察觉不到它的存在。在现实生活中，"行动"模式是一种极为有效的解决问题方式。我们依靠它开车行驶、安排纷繁复杂的工作日程……从更高等级上来说，它是解决人类的生存和发展问题必不可少的。

因此，利用"行动"模式解决疼痛、麻木等身体感受以及哀伤、抑郁、焦虑、恐惧等负性情绪"问题"也是非常自然的事。但是，如果运用不当，它会导致糟糕的结果，因为它会要求你将注意力放在现状与希望之间的差距上。为此，你必然会思考一些批判性的问题，如：我的身体到底出了什么问题？我哪里做错了？为什么我总是一讲话就脸红？……这些问题不仅严酷，而且具有自我毁灭性，它还要求大脑提供证据，解决不满的情绪。而大脑极善于提供这方面的证据。

例如，一名社交焦虑症患者平时跟家人和朋友聊天时很正常，一遇到领导或陌生人就脸红、出汗、心慌，怕自己说错话，被人看不起。他经常问周围同事自己刚才有没有说错话，领导对自己是如何看待的，别人有没有笑话自己……并不断买些关于口才、演讲等方面的书来阅读，寻找各种方法来克服自己的焦虑，使自己恢复到以前正常的生活。结果越努力越糟糕！

另一个神经症患者在发病前的心情不错，一天在看电视健康栏目时，听到狂犬病的潜伏期很长，想起自己小时候曾被邻居家的狗舔过脚，头脑中突然闪现出恐惧念头。然后他就上网查找与狂犬病有关的知识，不断回忆自己当时与狗接触的情景，接着打电话问那条狗的主人这条狗是否还在，有没有其他人被咬过……在得到那条狗没有狂犬病可能的回答后他仍不放心，跑到医院进行了全面的身体检查，反复咨询不同的医生关于狂犬病的信息。接下来他看到狗就怕，一出现咽部不适就担心是不是狂犬病的"恐水"症状。此后，他的整个生活被恐惧情绪、身体症状以及头脑中的"苦思冥想"所控制，再也看不到周围足以让心情愉快的美好事物了。

可以看出，大脑"行动"模式在解决感受、情绪、念头等问题时的局限性，有些类似于森田正马博士提出的神经症"精神交互作用"学说。这一学说认为，如果因某种感觉而引起对它的注意集中和指向，这种感觉就会变得敏感，感觉的过敏会使注意力进一步固定于此感觉。这样，感觉与注意力彼此促进、交互作用，致使感觉更加敏感，形成恶性循环。

需要注意的是，大脑"行动"模式本身并没有错，问题在于我们过分依赖这一模式，反而就看不到其他模式了。

三、大脑的"存在"模式可以使你更清醒

虽然我们无法阻止哀伤记忆、消极自我暗示和评判思维方式的出现，但是，我们可以阻止随后发生的事情。也就是说，我们可能无法改变外在的应激源和由此产生的情绪、身体等方面的感受，但可以通过改变我们对应激源和各种感受的反应方式，来阻止恶性循环、自行强化和新一轮消极思想的发生。正如精神医学家维克多·弗兰克在经历纳粹集中营大屠杀的磨难之后，意味深长地指出："在刺激和反应之间，有一片空间。在那片空间里，我们有能力选择自己的反应。在选择性反应中，我们获得了成长与自由。"

如果我们停止思考，稍加反省，就会发现我们大脑的能力并非仅限于思考，它还能意识到自己正在思考，即"纯粹地觉知"能力。这种纯粹的意识形式高于思维，使我们能够摆脱喋喋不休的、消极的内在自我对话以及反应性冲动和情感。我们常把这种纯粹的意识形式称为大脑的"存在"模式。

例如，当我们感到不快乐时，就会自然而然地试图弄清这种情绪的原因，并找出解决这种哀伤的方法。但是，紧张、哀伤、疲惫都是无法解决的"问题"，甚至可以说根本不是"问题"。它们只是人所共有的情感，反映了精神和身体状态而已。我们只能感受它、觉知它，而无法"解决"它。一旦你承认它

们的存在，放弃解释或消除它们的欲望时，它们就会像春天早晨的薄雾自行消散。正所谓"烦恼即菩提"。

因此，大脑的"存在"模式类似于观察视角的变化，可以使我们了解大脑扭曲"现实"的过程，它可以帮助我们摆脱大脑过度思考、过度分析和过度判断的自然倾向。如果你开始以直观感受世界，就能够以全新的视角看待所遇到的苦恼，以极为不同的方式处理生活难题；你将不再依赖外部环境实现快乐、满足和心理平衡。正如存在主义哲学家海德格尔在《什么是形而上学》一书中写道："准备好面对恐惧就是对事物的本质说'是'，就是去满足最高需求，仅此一项即能迅速地感动人。在所有生物中唯有人类当涉及存在时能够体验所有奇迹中的奇迹：什么是——是。"借用雷德·霍克的话说，这种"存在"模式就是："对于自我观察发现的恐怖状况既不执着，也不去改变。就像一个淘气的孩子，用棍子翻转一块石头，发现下面爬满蠕虫，却克制自己不去踩踏它们。"简而言之，大脑的"存在"模式可以使你更清醒。

四、正念禅修可以实现大脑"行动"模式与"存在"模式之间的转换

如果说"行动"模式是一个陷阱，那么"存在"模式便是一种自由。而正念禅修可以实现大脑"行动"模式与"存在"模式之间的转换。这种转换主要表现在以下几方面：

1. 自动思维与意念专注

自动思维，亦称为自动化思维，是指大脑中自动产生的思维、观念和想法。它们是自然而然出现的，无须努力就会产生。就神经症而言，负性自动思维是其主要表现之一。一个怕狗的人，只要他一看到狗，便自动地产生了这样的想法：这狗会咬我；一个疑病症者，只要身体一出现症状，马上会联想到肿瘤、死亡等。这不仅让患者痛苦，还影响其社会功能。

正念禅修可一次又一次地让你重新进入意念专注中，使你有机会以完全清醒的方式审视自己的生活，使你有能力不时"检查"自己，从而有能力实施自己选择的目标。因为，当你的精力越来越专注时，你可以使自己的意图与行动保持一致，不会受自动思维干扰。正如奥修在《法句经：佛陀之路》中所写：

当认同于头脑时你无法很睿智，因为你认同于一部机器，你被这部机

器和它的局限性限制了。但你是无限的——你就是意识。

使用头脑，但不要成为它……头脑是一部美妙的机器。如果你可以使用它，它会为你服务；如果你无法使用它，它就开始使用你，它具有破坏性，很危险。它必将把你带入痛苦与烦恼……头脑无法观察，它只能不断重复它被输入的东西。它就像一台电脑，开始时你需要输入一些东西……但你一定要保持主人的地位才能使用它，否则它就开始指挥你。

2. 思考与感知

神经症患者常常花费大量的时间在脑海中"思考"，他们常不停地在脑中分析、回忆、计划和比较，却忽略了对自己身体和身边正在发生事情的感知。而这种"思考"往往是无聊的，甚至是荒唐的，却令患者无法自拔。

正念禅修是一种完全不同的了解世界的方式。它不仅是一种不同的思考方式——直觉思维，还意味着重新与你的感受建立联系，使你总像第一次那样去观察、倾听、触摸、嗅和品尝，始终保持新鲜感。

3. 完美主义与接受不足

许多神经症患者常对"真实"世界与自己思想和梦想中期望的世界进行判断和对比，将注意力集中在二者的差异之上，结果形成各种有害的认识。例如，部分人倾向于对自己、他人和生活有不切实际的过高期望，当任何事情达不到目标时就会大失所望并且/或者大肆批评。另一部分人倾向于过分关注自己的成就当中的一些微不足道的缺陷和错误，由于过分关心"什么是错的"，导致经常低估和忽视"什么是对的"。这些完美主义者会让任何努力都白费，并且让你确信没有什么事情是可以做到足够好的。此外，它还会把你驱赶向慢性应激、精疲力竭甚至油尽灯枯的地步。正如《今日心理学》杂志的编辑玛拉诺所写："你可以说完美主义是违反人性的罪行。适应性是让人类这种生物活下来的特性；如果说完美主义有什么用，那就是它让行为僵化。当快速变动的世界比过去更要求我们具备高弹性，并能自在地和模糊不清共处时，完美主义却箍住了我们。它把人类变成成功的奴隶。"

正念禅修要求我们不要先入为主地看待一个问题或一种情况，而是承认目前这一刻，接受不足。也就是说，暂时把自己当成旁观者，观察世界的运行情况，让它在一段时间内自由运行。这种接受赋予了我们选择的自由——让我们远离当下出现的问题，并在以后的过程中，逐步将我们从哀伤、恐惧、忧虑和疲惫状态中解放出来。对此，美国心理学家 C. 罗伯特·克劳宁格有一段精彩的论述：

> 何为接纳？接纳是指希望看到现实的我，而没有任何改变它的想法。我重复一遍，接纳是希望看到现实的我，而没有任何改变它的想法。冷静下来你就能接受那些可能是痛苦的状况。不要进行自我争斗，争斗只能导致自我的割裂和内心的封锁。相反，要摒弃争斗，抛开压力，接纳现实。请记住，对自己要厚爱和有耐心，这是所有人类天性的自然流露。恐惧等问题不是人的本性，也不必要。最好是你能够逐一地抛开这些问题。你不必要求一次就变得很完美，也没必要尝试这么做，因为对完美的过度追求会导致自我分裂，却不能达到自我整合。

4. 实实在在的想法与单纯的脑力活动

神经症患者焦虑时，经常会告诉自己：如果这种情况继续下去，我会疯掉的；如果不把身体症状消除，以后会发展成癌症的；如果不再去确认一下煤气瓶是否关好，万一家里煤气泄漏就糟了；如果不睡好，以后身体就会垮的……他们许多时候把这些想法当成是真实的，并试图努力地去克服或解决。但是越挣扎麻烦越多。这时，头脑中的想法不再是你的仆役，而成了你的主人，并且是一个非常残酷、没有同情心的主人。我曾遇到一个患强迫症的学生，他成天在脑中"想"着自己的 QQ 是否被人盗走了，有没有人给自己发信息，是否有人一直在网上等着自己回复……导致一天无数遍地开电脑和关电脑，不厌其烦。

正念禅修告诉我们，思想就是思想，它们只是头脑中自动产生的化学反应而已，只是单纯的脑力活动而已。虽然它们经常是有价值的，但它们并不是"你"，也不是"现实"，甚至可能是个"骗子"。正如莎士比亚所说："世上本无所谓好与坏，思想使然。"雷德·霍克在《自我观察》中关于"我们头脑中掠过的念头"的描述也形象地说明了这一状况：

它们总在变化,

不值得相信,

但我们却将自己的生活寄希望于它们,

从而敲响了心灵的死亡丧钟。

我们把它们当作自己,

我们忘记了自己是谁,

我们盲目地跟从它们,

尽管它们把我们引向地狱的方向。

我们饱受痛苦,

直到某一天看清楚,

它们以我们的名义犯下多少可怕的错误。

我们爱着的这些妖女,

在为我们唱响死亡之歌,

她们才不是看起来的那个样子,

我们以为她们是我们想要去讨好的那种女人,

直到某个阴暗的日子你会发现,

她们与魔鬼般的男人睡在一起,

是他们的娼妇,

于是你对她们从此没了兴趣。

5. 躲避与靠近

躲避是神经症患者最为常用的应付危险的方式之一,也是其久治不愈的重要原因之一。例如,幽闭恐惧者宁可爬 10 层楼梯,也坚决不乘电梯。尽管回避可以暂时让你减轻焦虑,但如果你坚持回避那个令你恐惧的场景、行为或事物,而仅仅以你自己的方式去尝试思考或推理摆脱恐惧症是不会起作用的。

正念禅修鼓励你"靠近"那些你想避开的场景、行为或事物,它邀请你以友善和感兴趣的心态面对最困难的精神状态。"存在"模式不会说"不要担心""不要害怕""不要悲伤"。相反,它承认你的恐惧和悲伤、你的疲倦和疲惫,鼓励你"面对"这些情绪和感受。久而久之,消极情绪的能量将会慢慢被驱散。正如海伦·凯勒所说："安全感多半是种迷信，实质上并不存在，所有孩子都没有体验过安全。长远来看，避开危险并不比勇敢承担更安全。若不敢大胆冒险，结果就是一无所有。"

6. 思想的时间穿越与停留在当下

神经症患者处于压抑状态时，往往只记住已经发生的消极事件，不停地后悔，感到很难想起好的事件；当处于焦虑状态时，也会出现类似情况：焦虑情绪使你认为灾难将至、死亡将至，几乎不可能以乐观的心态想象未来。当这些情绪慢慢进入并影响你的意识状态时，你不再意识到它们只是过去的记忆或者对未来的担心，相反却深深地迷失在思想的时间穿越之中。

正念禅修要求你保持对当下的觉知。当想法出现时，你可以清醒地"看到"它们，当它在当前时刻慢慢展开，你可以真切地感受生活。

总之，正念禅修可以逐步教会你感受上述6个方面，让你了解自己正处在哪种情绪状态。它会告诉你什么时候你想得太多了；无论你是多么悲伤、焦虑和狂躁，它都会提醒你还有其他选择。可以这么说，如果在神经症的治疗过程中坚持正念修习，必能提高疗效、缩短病程、降低复发。

改变大脑的功能和结构

随着大脑神经科学相关研究的深入，科学家们已能逐步揭开正念禅修积极影响大脑的奥秘。20世纪60年代，日本平井教授在东京大学对禅与脑功能进行了深入的研究。他的研究对象是禅宗中曹洞宗的14位僧侣，年龄48岁至72岁不等，平均年龄为55岁。他还设立了对照组，被试是10名身心正常的普通人，平均年龄49岁。他们被要求与僧侣一样采取坐禅的姿势。实验结果发现：（1）在开眼坐禅的过程中，α波很快出现，并且振幅逐渐增大，周期延长，并逐渐变得缓慢。随着坐禅的深入，α波会向θ波过渡。（2）在坐禅过程中，外界干扰对α波影响很小，α波的波形会稍微缩短，但很快就能恢复原状。（3）被试者的呼吸次数减少，但是脉搏数却增加了。对此，平井教授的解释是这样的：坐禅使大脑皮质兴奋水准降低，使人松弛、身心解放、脑功能提高，灵感和思维处于活跃的状态之中。

近期的科学研究使我们观察到，当人们进行正念禅修练习时，与快乐、理解和同情等积极情感有关的大脑皮层就会变得更加强大和活跃。通过先进的大脑成像技术，我们可以看到大脑中的关键网络被激活，好像获得了新生一样光彩四射和充满活力。此时，哀伤、忧虑、压抑等情绪就会消失，使人产生一种深刻的重新振作的感觉。而且，你无须用好几年练习，只要每天坚持练习并持续 8 周就足以看到这种结果。

美国威斯康星大学的理查德·戴维森和马萨诸塞大学医学院的乔·卡巴金等研究发现，通过正念禅修，我们可以永远地改善自己内在的幸福状态。戴维森通过在头部安装活动监测传感器或者一个 fMRI 大脑扫描仪，观察大脑不同部位的电流活动，确定一个人的快乐指数。结果发现，当人们情绪低落时，包括愤怒、焦虑、压抑，大脑中一个叫右前额叶皮层的部分就会比大脑左侧相同区域亮度更高。当人们处于积极情绪时，包括快乐、热情、充满活力，大脑左前额叶皮层就会比右侧相应区域亮度更高。基于这一发现，戴维森根据大脑左右前额叶皮层电力活动比值发明了"情绪指数"。这个比值能够以很高的精度预测你的日常情绪。这类似于观察你的情感调节器，如果比值倾向左侧，你就可能快乐、满足和充满力量，这就是所谓的"接近"系统。如果比值倾向右侧，你就可能忧郁、沮丧、缺少力量和热情，这就是所谓的"躲避"系统。

在此基础上，戴维森和卡巴金进一步观察了正念对一群生物科技人员情绪调节的作用。这些工作人员接受了 8 周正念禅修训练之后，他们不仅变得更加快乐，不再焦虑，更有活力，工作也更加投入，而且"情绪指数"也向左侧移动了。此外，当这些学员置身于缓慢压抑的音乐环境，或者回忆起过去让他们感到哀伤的记忆时，这种"接近"系统仍在起作用。他们并没有试图驱赶这种哀伤或将其当成敌人予以打击，而是将其看成一种可以接近、探索和当作朋友的东西。这表明，正念禅修对于大脑能够产生极其深刻的正面影响。

不仅如此，马萨诸塞州总医院的萨拉·拉扎尔博士研究发现，经常进行正念冥想的人与那些不这样做的人的大脑能测量出明显差异。他利用 MRI 进行大脑扫描，发现一直进行正念练习组比对照组的前额叶皮层更厚，该区域负责推理和决策。此外，他还发现了增厚的脑岛，这部分区域与感受内部知觉和思维有关，被认为是情绪感受知觉的关键结构。他指出，由于大脑皮质和脑岛通常在 20 岁之后开始退化，因此练习正念可能有助于弥补一些机体老化造成的损失。他还认为，正念禅修可以对大脑产生长期的重要影响，这种影响绝不限于你坐下来禅修的那一刻，而可能对你每一天的生活都有积极影响。

哈佛大学医学博士丹尼尔·西格尔对目前有关正念的研究结果进行了综述，并结合个人观点提出，正念练习能够调动大脑的社交神经网络来帮助我们的内在更加和谐，并使身心更健康，社会适应更加良好。从本质上说，当关注我们的想法时，我们在大脑中所使用的机制，与我们平时扫描情绪、意图和其他人的态度（社交网络）时的机制是相同的。他指出，我们注意的方式会影响神经的可塑性（可以根据我们的经验改变神经间的联结）。他还提出"心灵用大脑创造自身"。他解释说，正念练习会影响大脑的前额叶区，这个区域具有整合功能，能影响大脑和身体的许多部位，这表明正念对心理弹性、自我调节和健康具有积极影响。

还有研究表明，富有情感色彩的声音较少引起长期禅修者大脑杏仁核的活动，而这部分脑区与处理恐惧和攻击有关。从而我们认为，长期的禅修练习可能与某些情绪化反应行为显著减少有关。

总之，正念对大脑功能和结构具有积极影响，这为其有效治疗神经症奠定了坚实基础。下面是正念如何发挥对神经症治疗作用的简要概括：

（1）长期进行正念禅修的人，其前额叶皮层的中部（被称为元认知中心或觉察中心，与内省和正念禅修相关联）增厚和右脑岛（密切关系身体内部状态的大脑部位）增大;（2）正念禅修鼓励使用"词句标示"情绪状态，比如说"生气了""紧张了"，这种标示情绪的过程可以激活你的左前额叶皮层并抑制大脑杏仁核，从而减轻焦虑和消极情绪;（3）正念禅修者情绪调节器向左前额叶皮层的转移给体验增添了积极的意义。

第六章　神经症常用的正念禅修方法

前几章的内容告诉我们，我们的大脑有自己的思想，我们的身体有自己的需求，只是长期以来被我们忽视了。通过正念修习，就会慢慢明白，你的思想并不是你——你不能将思想当作个人财产。你不需去强行控制思想，而只需旁观这些心理状态，看着它们出现、停留、自行消散。当你意识到你的思想并非"真实"或者"现实"时，就会获得极大的解放；它们只是大脑的自然活动而已，并不是"你"。如此，就无所谓"焦虑"与"不焦虑"了。正如马塞尔·普鲁斯特所说："发现之旅不在于寻找新的景观，而在于有新的眼光。"

我们临床体会，正念禅修训练可以单独用于轻度神经症患者的治疗；如果与药物疗法、认知—行为等其他心理疗法结合，能提高中、重度神经症患者的治疗效果，降低复发概率。下文将对神经症常用的正念禅修方法进行介绍。

态度和准备工作

一、态度

20 世纪，西方物理学家有个令人惊讶的发现："我们都是我们所看见的世界的一部分，我们观察的过程会改变我们正在观察的事物。"这就是著名的"测不准原理"，与禅学中的"空性"理论一致。例如，电子是一个很小的东西，假如不是通过仪器，我们根本看不见它，而那个观察的设备决定了观察者将会看见什么。如果你以一种特别的方式观察电子，它呈现出来的就是一个粒子，也就是一个以笔直的路线四处碰撞的坚硬小球。当你以另一种方式观察时，电子则呈现波的形式，出现折射与波动的现象，完全没有坚固的实体。因此，与其说电子是一个物体，不如说它是一个事件，观察者借由观察的行为参与了那个事件，没有其他的方式可以避免互动。正如诗人穆里尔·鲁凯所说："宇宙是由故事而不是原子组成的。"

正念禅修也是如此，它是一种参与性的观察：你正在看什么，取决于你观看的过程。在这种情况下，正在看的那个人才是你，而你看到什么，则视你如何观看而定。因此，禅修的过程是很细微的，结果完全取决于禅修者的内心状态。正念禅修能否成功，态度非常重要。以下这些态度是正念修习所必需的：

1. **赤子之心**

这种觉察意味着将事物看作新鲜的，就像初次接触一样，带着好奇感，不要有所期待。只管好好打坐，看看发生什么事。把整件事看成是一项实验，把行动的兴趣放在实验本身，不要因为期待结果而分心。无论如何都不要对结果感到焦虑。无论它是否符合我们的期待，都不应该先预设立场。在禅修期间，我们应该将印象、意见与诠释都封存起来，否则就很容易被它们绊住。

2. **不加努力**

禅修不是侵略，不要过度勉强或让自己太紧绷。要让你的觉察保持轻松与稳定。换句话说，正念禅修的觉察意味着不贪婪、不抗拒变化、不逃离。也就是说，无论当下发生什么，都要泰然处之，不试图远离所处之境。

3. **不要匆忙**

正念禅修需要平静祥和的心态。因此，不要急，慢慢来。把自己安置在坐垫上之后，好像你有一整天的时间一样，坐着就好。任何真正有价值的东西，都需要时间去酝酿与发展。只有保持这种态度，你才能够带着更深入的洞察和慈悲，与发生的变化和谐共处。

4. **不执着也不排斥**

该来的就让它来，无论发生什么事，都要随遇而安。如果出现好的现象，那很好；如果出现坏的现象，那也很好。正如传统故事《塞翁失马》里说的那样，以平常心看待它，无论发生什么事，都让自己保持自在。不要对抗你所经历的事，只要充满正念地看待它就行。

5. 顺其自然

学习随着出现的变化而流动，保持自然与轻松。让事物保持本来面目而不加干涉，不可设法改变当前的任何事物。

6. 出现任何事都要接受

接受你的感觉，即使那是你最不希望拥有的；接受你的经验，即使那是你所憎恨的。不要为了人类会有的缺点与过失而自责，学习将心里的一切现象看成自然与可理解的。试着尊重你所经历到的一切，随时敞开心胸接受它们。

7. 自我关爱

对自己亲切一些，你也许不完美，却是世界上独一无二的。在达到你所期望的目标之前，首先你得完全接受你现在的样子，不自责与批评。正如奥斯卡·王尔德所说："做你自己，其他人已经有人做了。"

8. 不加评判

人与人之间的确有差别，不过如果停留在比较上是危险的。因此，正念禅修要求我们不对任何想法、情绪或感觉标以好坏、对错、公平与不公平的标签，而只是对每一刻的想法、情绪或感觉加以注意。

如果不小心处理，就很可能变成以自我为中心，导致内心充满贪念、嫉妒与骄傲。一个人在街上遇见另一个人，立刻想到："他比我好看。"结果马上会出现嫉妒或羞愧的情绪。一个女孩看见另一个女孩可能会想："我比她漂亮。"结果马上会骄傲自大。彼此比较是一种内心的习惯，它会造成贪心、羡慕、骄傲之心，嫉妒或憎恨等恶念。我们与他人比较外表、成就、财富、资产或智商也会造成相同的结果，那就是疏远、隔阂与敌意。

9. 不要去想

你不需想出答案，推论式的思考并无助于你脱困。在禅修中，心自然借助正念，借由无言的专注力而被净化。要消除那些困住你的事，并不需要习惯性的思虑，你需要的只是清晰而具体的觉知"那是什么"以及"它如何运作"，单靠如此就足以解决问题。概念与推理都只会造成阻碍，不要去想，只要去"看"。

10. 自我信任

要靠自己的体验来理解自己，无论真实与否。换句话说，要质疑每一件事，没有什么事是理所当然的。不要因为它听起来头头是道，或者圣人所说，就相信它。要亲自去"看"，这并不表示你应该愤世嫉俗、放肆或不敬，那只是说你应该以经验为本。一切主张都应该透过你自己的经验加以检验，然后让验证的结果成为你追求真理的向导。

二、准备工作

（一）在哪里坐禅

找一个安静、相对隐蔽与可以独处的地方。它不必位于森林中，那对我们大多数人来说也几乎不可能。不过，它应该是一个让你感到舒服，而且不会被打扰的地方；它同时应该是一个你不会觉得自己像是在被展示的地方。你希望一切注意力都能放在禅修上，而不需要浪费在担心别人的眼光上。挑选一个愈安静的地方愈好，但无须找一间隔音室。不过噪音确实会使人分心，所以应该尽量避免。音乐与谈话是最糟糕的，心很容易被这些声音吸引而迷失。此外，每次能在同一个地方坐禅是非常有帮助的，如果没有，也不必强求，你只需要找一个你不会感到不自然的地方即可。

（二）什么时候坐禅

提到坐禅，最重要的原则是中道，也就是不要做得太多，也不要做得不够。意思是说，你根据自己的日常生活、工作习惯，设定一个练习时间表后，就温和而坚定地持续去做。

禅修是一种心理活动，你面对的是感觉与情绪等精神素材。因此，它是一种非常敏感的活动，与每次你所采取的态度密切相关，请不要把禅修当成一种责任或义务。

一般地说，早晨禅修是展开一天的好方式，它把你的状态调整好，可以为有效地处理事情做好准备。不过前提是，要确定你已经完全清醒。如果你只是坐在那里打盹儿，就没什么用处了。因此，睡眠一定要充足。

开始坐禅前可以先洗脸或沐浴，或者先做些运动。只要能让你充分清醒，不管需要做什么都尽管去做，然后坐下来禅修。无论如何，不要让自己被俗事绊住。

另一个禅修的好时机是晚上睡觉前。此时你的心充满一天下来所累积的心灵垃圾，如果能在睡前放下这些负担，那会是一件不错的事。你的禅修会清理并恢复你的心，重建你的正念，如此你的睡眠将会成为真正的睡眠。需要注意的是，请不要把禅修当成催眠曲，否则坐禅就失去了意义。

（三）坐多久

对于坐禅时间并没有绝对要求。一般的原则是：尽可能去坐，只要不过度即可。对初学者来说，可以从每次 20 分钟开始，坐太久并无益处。当习惯坐禅程序后，就可以慢慢延长禅修时间。我们常建议修习者每次坐半小时至一小时。每天 1~2 次。如果难以坚持长时间坐禅，可采用每次 10~20 分钟，每天多次。此外，初学者坐禅时可以借用闹钟来测量时间，不过不要过几分钟就偷看一下时间，这么一来，你将会完全背离禅修而陷入不安的情绪中。你会发现自己希望赶快结束坐禅，起身离开。那不是禅修，而是"赶任务"。其实，你完全没必要看时间，至少没必要每次坐禅都看。只要你想坐，就应该尽量坐。修习层次高了，对时间自然会有体会。

（四）穿着

禅修时所穿的衣服应该是宽松而柔软的。如果它们限制了血液流动或施加压力于神经上，将会造成疼痛与麻痹。如果你系着皮带，把它松开一些。不要穿太紧或不透气的裤子，长裙对女性来说是个不错的选择。柔软飘逸的长袍也不错。脱掉你的鞋子，如果你的袜子很紧，会造成束缚，就把它一起脱掉。

（五）姿势

如果你坐在地板坐垫上，选择的坐垫尽可能要硬一点，当你压下去时，至少还有 8 厘米厚。坐在坐垫的前缘，让你的脚交叉放在前面的地板上。如果地板上铺有地毯，那或许足以保护你的小腿与脚踝不会受太大压力；如果没有地毯，你可能需要为脚准备一些垫材，折叠起来的毛毯会是不错的选择。让你的两个膝盖都碰到地板，两只小腿相互交叉，左脚放在右大腿上，右脚则放在左大腿上。两个脚底都朝上。手掌朝上，相互重叠放在膝上。手的位置就摆在肚脐下方，手腕弯曲，顶在大腿上。手臂刚好稳稳地包住上半身，颈部与肩膀的肌肉不要紧绷，放松手臂。眼睛可以张开或者闭起来，如果张开，把视线固定在鼻尖或正前方不远处。你不是在看任何东西，你只是把目光停放在没有什么特别值得看的地方，这样你才能忘掉视觉。不要勉强，不要僵硬，要放松。让身体保持自然与柔软，像布偶一样垂挂在笔直的脊柱上。

这是亚洲传统的全莲花坐禅方式，大家根据自己的情况，没必要强求，如果实行起来有困难，下面这些姿势也不错。

你可以躺在一张地垫或厚地毯上，也可以坐在一张椅子或凳子上。如果采用卧姿，双腿不要交叉，双脚自然分开，双臂沿着身体两侧摆放，微微张开，如果舒服的话，将手掌向上对着天花板。如果你选用的是一把椅子，最好有笔直而结实的靠背（不是扶手椅）。这样，你坐着时可以不依靠靠背，用脊柱支撑你的身体。你可以选择和调整椅子或凳子的高度，直到获得舒适和挺直的坐姿。如果有肢体障碍，这样坐着感到不舒服，可以自己选择一个舒服的姿势。

总之，不管你采用什么样的姿势，要确保让自己感到舒适，并时刻处于完全清醒的状态。

观呼吸训练

一、选择呼吸为禅修对象的原因

首先，呼吸是生存的关键因素，但是很可能你会将它视为理所当然的事情。没有食物你可以继续生活数周，没有水你可以继续生活数日，但是如果停止呼吸几十秒钟，你可能都无法生存。故佛陀提出："生命在一呼一吸之间。"喀比尔说："弟子，告诉我，神是什么？它是所有呼吸中的呼吸。"

其次，呼吸有一个非常重要的特征，它不需要我们的干预便能自行工作。换句话说，呼吸是不由自主的过程，它以自己的步调行进，不需要意志的主导。假如由我们负责记忆呼吸，恐怕很早我们就忘记了。所以，调整呼吸就像一剂重要的解毒剂，它可以使我们放弃自己处于控制地位的错觉。关注呼吸使我们可以意识到，在我们生命的核心部位有某种独立存在的东西，它不受我们的身份和目标的影响。

第三，呼吸提供了一个自然而温和的移动目标，在禅修过程中，我们可以将精力集中在它的身上。我们平常并不总是活在当下，我们大部分的时间都花在回忆过去或者前瞻未来上，充满了各种忧虑与计划。而呼吸丝毫没有不在当下，它在此时此刻将你与现实联系起来。在这个意义上，呼吸是一个活生生的实相切片。以正念清楚观察这样一个生命的缩影，将能带来洞见，并且可以被广泛运用在我们的其他经验上。

第四，呼吸是一个敏感的监测工具，它可以反映你的具体感受。如果你能清晰地感受或长或短、或浅或深、或沉重或平缓的呼吸，你就能感受自己内心多变的情况，进而选择是否采取更为熟练的方式照顾自己。

第五，呼吸还可以为你的注意力提供另一个栖息地，你可以更清晰地观察自己的思想何时徘徊迷茫，何时厌倦不安，何时恐惧和悲伤。即使进行最短暂的禅修时，你都可以了解自己周围的情况。重新关注呼吸，让迫不及待想解决问题的心态平静。呼吸开启新的可能性，让生活按照自己的方式运行一段时间，观察在你没有匆忙前去"纠正错误"的情况下，到底会显现什么样的智慧。正如苏珊·皮维所说："每一次呼吸时，你都重新开始，一切都变得有可能。"

第六，呼吸短促、呼吸困难、窒息感、胸痛或不适等呼吸系统症状是神经症患者非常常见的表现；其他如头晕、麻木、心慌、腹部不适等症状也与不当的呼吸有关。如果学会了观呼吸，就有利于这些症状的管理。

第七，观呼吸是观躯体感受、观情绪、观念头等禅修方法的基础。

二、观呼吸的方法

首先，选择一个你觉得舒适的姿势坐好。

慢慢闭上眼睛，深呼吸三次。之后恢复正常的呼吸，让你的呼吸自由进出，再轻松地将你的注意力集中在鼻孔的边缘。单纯注意呼吸进出的感觉：在吸完气即将把气呼出之前，有一个短暂的停顿，注意它，并且注意呼气的开始。在呼完气即将吸气进来之前，又有另一个短暂的停顿，同样也注意这个短暂的停顿。这表示有两次短暂的停顿，分别在吸气结束与呼气结束时。由于这两次停顿发生的时间如此短暂，以至于你几乎察觉不到它们的存在。但是当你有正念时，你就能注意到它们。

不要以言语表述或赋予它任何概念，只要注意呼吸的进出即可，不要说"我吸进""我呼出"。当你集中注意力在呼吸上时，忽略任何思维、记忆、声音、香气与味道，只专注于呼吸，排除其他任何事物。

开始练习时，尽管我们努力把注意力集中在呼吸上，但心还是很容易跑开。心可能会跑向过去的经验，突然间，你会发现自己回忆起以前去过的地方、遇见过的人、久未谋面的朋友、很久以前读过的一本书，或者昨天吃过的食物的味道等等。一旦觉察到你的心不在呼吸上，就马上从那里把它拉回到当下，回到观察你的下一次呼吸上。一次又一次，飘走再拉回到当下，每一次你要做的就只是将注意力再次牵引到下一次呼吸，而不要去评判或者自责。下面的一些技巧可能有助于观呼吸训练：

1. **数息**

数息是增强定力的措施，其目的是把注意力集中在呼吸上。数息的方法很多，任何一种数息都应该在心里进行，不要发出任何声音。一旦你的注意力能集中在呼吸上了，就可放弃数息了。常用的数息法有：（1）吸气时数"一、一、一、一……"直到肺部充满新鲜空气；呼气时数"二、二、二、二……"直到肺里的气被吐尽为止。接着，再吸气时数"三、三、三、三……"直到肺部充满新鲜空气；呼气时数"四、四、四、四……"直到肺里的气被吐尽为止。如此数到十，然后一直重复这个过程，直到心能集中在呼吸上为止。（2）采取一个长呼吸，当肺里吸满空气时，在心里数"一"，之后呼气，直到肺里的空气完全吐尽，在心里数"二"。接着，当肺里吸满空气时，在心里数"三"，之后呼气，直到肺里的空气完全吐尽，在心里数"四"。像这样一直数到十，然后再从十数到一。再从一数到十，之后再从十数到一。（3）呼和吸合起来数，当肺里的空气吐尽时，在心里数"一"，这一次你应该将吸与呼当成一次。接着，吸气、吐气时，默数"二"。这种数息法应该只数到五，然后再从五数到一。重复这种方法，直到你的呼吸变得细微与安定为止。

请注意，你不一定要数息。当你的心能安止在吸气与呼气都会接触的鼻孔边缘上，并且开始觉得自己的呼吸如此细微与安定，以至于几乎无法分辨吸气与呼气时，就应该放弃数息了。

2. **连接**

吸气之后，你不用再等着注意吐气前的短暂停顿，而是将吸气与呼气连接起来，也就是说，吸气和呼气已经合为一个连续的"呼吸"。

3. 固定

将吸气与呼气连接起来之后，将你固定在吸气与呼气都会触到的点上（鼻孔边缘）。吸气与呼气，就像一次呼吸进出的触碰，或对鼻孔边缘的摩擦。

4. 像木匠一样集中你的注意力

木匠总会在他想锯的木板上画一条直线，然后用锯子沿着所画的线锯开木板。他并没有看着锯齿在木板上进出，而是完全将注意力集中在所画的直线上，只有这样才能笔直地锯下木板。同样，将你的心专注在你感觉呼吸进出鼻孔的边缘上。

5. 让你的心像个门卫

一个门卫不会考虑其他人进出房子的细节，他注意的是人们的进与出。同样，当你专注呼吸时，不应该考虑所经历到的任何细节，只要注意呼吸进出鼻孔边缘的感觉。

就这样练习，不时提醒自己只要去关注此刻的体验就可以了。每当你的意识发生游移时，用呼吸做锚点再次连接到此时此刻上来。当持续训练一段时间之后，你的身体与心里都会变得轻松、自在。

观躯体感受训练

一、选择躯体感受为禅修对象的原因

大脑并不是孤立存在的，它是人体的基本组成部分，大脑和躯体一直不断地分享着情感和信息。传统中医把思想与躯体的这种关系归纳为"五脏藏神"之说，谓："心藏神、肺藏魄、肝藏魂、脾藏意、肾藏志。"（《素问·宣明五气篇》）提示躯体的大部分感受都受思想和情感的影响，我们的所有思想又都以躯体正在进行的活动为信息基础。

研究表明，即使躯体发生极其微小的变化，都可以改变我们对生活的总体看法。皱眉、微笑及躯体姿态的微小变化都可以影响我们的情绪和脑海中闪现的想法。为了验证思想反馈的强大作用，心理学家弗里茨·施特拉克等曾让一群实验对象观看动画，然后根据它们的滑稽程度打分。他们要求一些实验对象用嘴唇叼住一支笔，迫使嘴唇处于紧绷状态，迫使脸部表情阴沉。另一组实验对象则用牙齿叼住铅笔，让他们在观看动画的过程中始终保持微笑状态。结果发现，与被迫愁容满面者相比，那些始终处于微笑状态者明显觉得动画滑稽好笑。这说明仅凭微笑动作本身就能让你快乐。

此外，思维和躯体之间还存在一种相反的关系。当躯体不活跃时，我们的思维会不断地从一个焦点跳到另一个焦点——或者对过去念念不忘，或者对未来忧心忡忡；当躯体活跃之时，我们的思维便停留在当下，只关注自己的此时此刻，这样一来，我们的思维就变得平静起来。换句话说，躯体的状态直接左右着心灵，软化躯体就可以软化心灵。

因此，从躯体上关心自己可以让你的思维清醒。只要改变你与躯体的关系，便能极大程度地改善你的生活状况。

大多数人根本不会留心自己的躯体状况。在他们的生活中，大部分时间好像都处于闭着眼睛飞行的状态。我们可能很容易在"头脑中"花费很多时间进行规划、记忆、分析、判断、思考和比较，却几乎完全忘记了我们还有躯体。这些行为本身并没有错，但是很容易影响我们的身心健康。此外，我们还常常忘记躯体对思想、感受和行为的影响，并对此一无所知。正如T.S.艾略特所说的那样，我们"饱经沧桑而又郁郁寡欢的面颊，被干扰引发的干扰而干扰"。

很多人都有不太喜欢自己躯体的感觉，觉得它不够高大，不够苗条，某部位不够完美……或者，我们无法像过去那样有效地工作。这种感觉会进一步强化忽视躯体的倾向，甚至亏待自己的躯体。尽管我们可能不会将它们当成敌人，但肯定不会像朋友那样善待它们，使躯体变成了某种陌生的东西。甚至屏蔽它发给我们的信息，结果导致更多我们无法预料的痛苦。

对神经症患者来说，躯体往往是感觉的放大器。对躯体的直接感知能够增加躯体信息的话语权，减少思维的喋喋不休。因此，通过观躯体感受的训练，躯体可以成为一部灵敏的情感雷达，能够准确"阅读"和理解它在哀伤、焦虑和压力出现前向你发出的警报。正如玛莎·格雷汉姆所指出："躯体可以显示一些语言不能表达的意思。"只要我们仔细聆听，它可以指出躯体哪里紧张，也可以传递出你躯体的想法和情绪。

与呼吸类似，躯体是身心结构中明显清楚的层面，也是适合进行自我观察的起始点。对躯体感觉的正念式觉察能够切断躯体感觉和思维之间的纽带，而这条纽带往往是导致焦虑、抑郁、恐惧等情绪的罪魁祸首。

二、观躯体感受的方法

首先，选择一个你觉得舒适的姿势坐好或平卧。

花点时间安静下来。从头到脚检查一下整个躯体，从头顶开始，逐渐放松你的眼睛、面部、肩膀、手臂，注意脊背部保持挺直，让你的整个躯体尽量舒适、自然、稳定。

当你准备好时，收敛感官，引领觉知回到当下这一刻，将注意力逐渐集中于你的呼吸。感受每一次"呼——"，每一次"吸——"，体察每一次吸气时唇部上方以及鼻腔是否体会到空气经过的凉意或者摩擦。仔细体察呼吸过程中每一点细微的感受，从鼻腔到胸腹部微微地起伏。

有时头脑可能会远离这种有意识的呼吸。当你认识到这些的时候，认同你头脑中所出现的想法，然后再回到对呼吸的关注，有意识地吸气和呼气。

现在，把你的意识从正念呼吸中逐渐撤出，准备进行躯体扫描。当你扫描躯体时，你可能会遇到一些紧张的区域。如果你能使它们放松，那就让它们放松；如果你不能，那就让这种感觉顺其自然，任其扩散到它们要去的地方。这既可以应用在躯体感觉上，也可以应用在任何一种情绪上。当你扫描躯体时，把注意力集中在躯体的感觉上，以及可能由这些感觉而引发的任何想法或情绪上。

把意识转移到左脚的一个部位，这个部位是你能接触到地板的位置。它可以是脚后跟或者左脚的底部。感受一下你觉察到的，感受一下脚跟、大脚趾以及左脚的脚底。

感受一下你的脚趾和左脚的顶端，感受下面的跟腱和上面的脚踝。

现在把你的意识转移到左腿的下部，感受一下小腿肚和小腿部分，同时感受一下它们与左腿膝盖的连接部位。

把意识提升至大腿，感受一下大腿以及它和左边臀部的连接部位。

现在把意识从左边臀部撤回到左脚，再把它转移到右脚，把意识带到你右脚接触地板的位置，这个位置可以是脚后跟或者右脚的底部。感受一下你觉察到的。感受一下脚跟、大脚趾以及右脚的脚底。

感受一下你的脚趾和右脚的顶端，感受下面的跟腱和上面的脚踝。

现在把你的意识转移到右腿的下部，感受一下小腿肚和小腿部分，同时感受一下它们与右腿膝盖的连接部位。

把意识提升至大腿，感受一下大腿以及它和右边臀部的连接部位。

慢慢地把你的意识从你右边的臀部转移至骨盆区。将意识移入排泄系统、生殖系统。感觉进入生殖器和肛区。注意所有的感受、想法和情绪。

现在把意识转移入腹部，这是负责消化和吸收的部位，有意识地去感受内脏并顺其自然。

现在把你的意识从腹部转移到尾椎骨，意识开始进入后背的下部、中部和上部。去感受你所觉察到的。让所有的紧张感放松，如果无法放松就顺其自然。

现在把意识转移到胸部，移到心和肺。感觉进入肋骨和胸骨，然后进入乳房。现在慢慢地把意识从胸部撤回，并且把意识转移至左手的指尖。感觉进入手指和手掌，然后是手背，并上升至左手腕。

意识继续进入到前臂、胳膊肘部、左上臂，感受一下你所觉察到的。

现在把意识移至右手的指尖。感觉进入手指和手掌，然后是手背并上升到右手腕。

意识继续进入到前臂、胳膊肘部、右上臂，感受一下你所觉察到的。

让意识进入两个肩膀和腋窝，然后上升至颈部和喉咙。体验所有的感觉、想法和情绪。

现在把你的意识移入到下腭，然后慢慢地移到牙齿、舌头、嘴、唇。让各种感觉去它们需要去的任何地方，不要管它们。

感觉进入脸颊、深入头部的窦孔通道、眼睛、眼睛周围的肌肉。感觉进入前额和两颊。持续一会儿。

让意识进入头顶和后脑勺。感觉进入耳朵，然后进入头部并进入大脑。持续一会儿。

现在从头部到脚趾，把意识扩大至整个躯体。把头部、颈部、肩膀、手臂、手、胸部、背部、腹部、臀部、骨盆区、腿以及脚全部联结起来。

把躯体作为一个整体的有机体，感受一下，连同它的各种生理感觉、想法以及情绪，持续一会儿。

吸气，感受整个躯体的提升；继续深吸气，然后呼气，同时感受躯体的下降。把躯体当作一个既相互联系又浑然一体的、独立而完整的有机体去感受。

然后结束躯体扫描，为自己进行这次体验当下的练习庆祝一下。祝愿一切都祥和安宁。

观情绪训练

一、选择情绪为禅修对象的原因

人们很早就已经明白，想法可以促进情绪和情感。20世纪80年代以后，人们又认识到，这一过程也可以反向进行：情绪可以引导我们的想法。这就意味着，短暂的哀伤情绪可以影响你的思想。就像阴雨天气可使你情绪低落一样，短暂的伤感也可以唤醒动乱的思想和记忆，并进一步强化你的情绪。这一规律同样适用于其他情绪和情感。如果你感到压抑，这种压抑感便可自行放大，形成更大的痛苦。同样，焦虑、恐惧、愤怒等"负面"情绪，以及幸福、同情和理解等"积极"情绪也遵循这一规律。

神经症患者处理负面情绪常运用以下几种方法：

1. 压制下去

为了某种自己理想的形象，我们会在感到愤怒、悲伤、焦虑时压制自己的感觉。即使知道压制不利于身体或情绪健康，我们仍然会掩盖住自己的负面情绪。这种方式本质上是一种对抗。如果这样，愤怒等负面情绪就会继续烙印在我们的身上，造成溃烂和未治愈的痛苦。它也许会以躯体疾病、心理障碍的方式来呈现自己。正如诗人简·希尔斯菲尔德所说："我们越是抗拒某种情绪，这种情绪就会变得越强烈，直至把我们打倒在地；相反，如果我们对某种情绪温柔，那么，这种情绪就会对我们温柔。"

2. 表达出来

我们遇到愤怒、焦虑、恐惧等负面情绪时，如果是在头脑中反复深思或挣扎，企图消解它，这是一种向内表达；如果是谴责他人，则是一种向外表达。这两种表达其实是在暗示着把自己的反应当真了。这是一种情绪能量的误用，会导致这些情绪没完没了地纠缠下去。

里克·劳厄特博士研究发现，人脑对待挑衅的方式与对待毒品和酒精相同。他还引用了特殊教育和儿科教授克雷格·肯尼迪的话说："我们发现，人类对挑衅事件做出反应时，大脑中的'奖赏通路'就会被激活，大脑会产生多巴胺。"也就是说，当人们愤怒或挑衅行事时，也会生成多巴胺，他们就像吸毒者或嗜酒者一样，感到兴奋，继而会渴求更多的挑衅行为的刺激。

3. 逃避

我们许多人在遇到恐惧、焦虑、忧伤等负面情绪的时候，往往采用逃避的办法。一部分人采取"转移注意力"的方式，企图以享乐来钝化负面情绪。例如，参加朋友聚会，外出旅游散心。另一部分人以不去想令自己恐惧的事、不去接触令自己恐惧的事情和地方来避免不良情绪的产生。这样，问题永远无法真正解决，负面情绪的种子会永远埋在你的心底，只要条件成熟，就马上表现出来。正如一则谚语所说："你可以跑，但你却无法隐藏。"弗朗茨·卡夫卡也指出："你可以在人世间的痛苦面前退缩，你有这样做的权力，并且这样符合你的天性，但这种退缩本身就是一种你本可以避免的痛苦。"心理学家史蒂夫·海斯和他的同事们总结了100多篇文献，最后得出结论：大部分情绪障碍的病因都来自于对情绪的不健康的压抑和回避——亦即经验性回避的结果。

与其对抗、表达或逃避负面情绪，不如反过来拥抱它。例如，只要愿意去体验恐惧，我们就会发现，这份恐怖的感觉只不过是由一些强烈的肉体觉受及某些深植于内心的自我信念所组成的。这些觉受和念头并不是问题所在，最重要的是我们不想去体验它们。让我们如此糟糕的原因，其实来自于我们对恐惧的逃避欲望，以及我们对它的负面性的执着。因为我们执意想逃避恐惧的感觉，故而封闭了内心。

因此，我们需要学会以科学家的态度来观察恐惧，也就是要抱持一份想要发现恐惧是什么的好奇心。任何时候只要恐惧感一出现，就要立刻问自己："这是什么？"而答案永远都蕴含在当下身上所出现的觉受之中。换句话说，如果我们甘愿与恐惧的经验共处，而不去压制它、表达它、批判它或是在其中翻搅，我们的觉知范围就会因此而拓展。

总之，正念觉察的修炼是释放和转化被我们称为恐惧、焦虑、悲伤等负面情绪和念头的有效方法。

二、观情绪的方法

首先，选择一个你觉得舒适的姿势坐好。

花点时间安静下来。从头到脚检查一下整个身体，从头顶开始，逐渐放松你的眼睛、面部、肩膀、手臂，注意脊背部保持挺直，让你的整个身体尽量舒适、自然、稳定。

逐渐把注意力转移到对呼吸的觉察上来，保持正常的、自然的呼吸。去感受每一次的吸气和呼气，并把注意力放在鼻尖或腹部。如果关注的是鼻尖，就仔细体会吸气和呼气时接触空气的感受。如果关注的是腹部，就去感受每次吸气时腹部的扩张感和呼气时的收缩感。

专注于每一次呼吸，吸入，呼出，仔细观察呼吸的出现和消失。继续呼吸。

现在缓缓地将你的注意力从呼吸转移到躯体对环境的感知上来。

一个部分一个部分地扫描躯体。当你做躯体扫描时，去感受和认同各种感觉。起初感受到这些感觉是很重要的，因为你很容易迷失在种种想法中，时刻跟随感觉的浪潮。你可能也觉察到了想法和情绪。仅仅是注意它们，不带任何分析和评判，也不要陷入其中。

现在缓缓地将觉察从躯体扫描转移到正念探索，去探究各种情绪、想法或者躯体感觉，它们在意识之下并可能正在引起焦虑和恐惧。

慢慢地关注害怕、焦虑或其他不快的情绪。允许自己去感受这些情绪，并认同身体、心理对这些情绪的感受。

开始这个探索之前，首先要检查自己，确定是否感觉安全。如果你感觉不安全，可以等到下次再尝试。而现在，只需和你的呼吸在一起。现在就花些时间检查。如果你感到不想进行接下来的自我探索，听从自己的意愿。这可能是你明智的想法，是你自己的心声，要知道你可以另选时间自我探索。如果你不想继续，现在可以做观呼吸训练。

如果你感觉是安全的，请将注意力集中到身体和心理上，允许自己去感受并认同任何躯体感觉、情绪或想法并让它们保持原样，不试图去分析、解决它们。

你可能会发现，在这些感受中存在着许许多多的想法、情绪和记忆，正是它们引起了恐惧、焦虑或不愉快的感受。当你开始认同从前不被认同的内容时，洞察和理解之门就从此打开了。当你关注你的情绪时，它们可能会向你展示着急、疯狂、伤心和困惑的原因。

对陌生情绪的抵抗往往会引起更多的恐惧，与其和它们战斗，不如学会与它们共处，这样更能削弱它们的力量。

跟着感觉走，不管是躯体还是心理感觉。无论你感觉到什么，允许并认同它们的存在。让情绪、想法和感觉的波浪到它们需要去的任何地方。

通过确认你的恐惧和其他糟糕的情绪，你可能打开了一扇通往更深层次的理解、慈悲与安宁的大门。

现在慢慢地从正念探索中撤出来，将注意力转向思维和情绪。不带任何厌恶或偏爱地觉察心理活动。只是确认很多不断变化的心理活动，就好像躺在田野上，观察天上飘逸的云朵一样，以同样的方式来觉察心理活动。

你可能会觉察到心理活动有它自己的内容。它会分析、检查、计划、记忆、比较；它会做梦、异想天开并有自己的好恶。大脑在忙于思考各种各样的事情，这些想法萌生、形成，又消退。只体验它们如何出现和消失，仅仅把它们当成想法去关注。

把自己想象成一名气象学专家，观察你内心的天气，不作任何评判，如其所是。任由想法和情绪自然起落，体验它们的出现和消失，如此而已。

当你学会无论心里出现什么，都可以更加镇定、平和地给予它们空间，你就能够和流动的心理共处。

当你学会更加平和、没有分别地给予各种心理活动足够的空间时，你就可以和流动的心理和平共处。不去打击、抵抗所有存在的东西，你将会逐渐明白并深深地领悟一切都会改变。

如果正在经历焦虑、痛苦、悲伤、生气或令人困惑的情绪风暴，或许就在这个时候，你会发觉给这些情绪足够的空间，它们将会逐步消退。

现在把关注点从心理活动转回呼吸，在呼吸时感受你整个身体。感觉你的全身随着吸气而上升，随着呼气而下降。把身体当作一个既相互联系又浑然一体的、独立而完整的有机体去感受。

然后结束观情绪训练，为自己进行这次体验当下的练习庆祝一下。祝愿一切都祥和安宁。

观念头训练

一、选择念头为禅修对象的原因

所谓念头，就是你与事物之间的联系。例如，痒、雨滴声、膝盖的疼痛，凡此种种皆是直接感受。它就是一次瘙痒、一记声音、一种疼痛。然而，一旦疼痛出现，你就会开始思索："它到底要持续多久？"一旦听到雨滴声，你就会开始犯愁："明天会下雨吗？"或许一旦瘙痒感出现，你就会开始琢磨："这里没有蚊子，我怎么会出现痒呢？不会是感染了皮肤病吧？"最先出现的永远是直接的感受，之后才是念头。我们之所以选择念头为禅修对象，主要基于以下方面原因：

1. 尽管我们脑中的念头是无常的，不受我们意志的控制，但按照《大乘起信论》来说，念头有四种相可清楚地分别出来，即：（1）生相，就是念头刚刚生起之相，往往是对着境界忽然而生的，或者是独自忽然而生的，它也就是最初的无明心动；（2）住相，就是念头的持续之相，它的特点就是有了细微的分别和执着；（3）异相，就是念头的变化之相，也就是从一个念头的住相，紧接着变化到下一个念头，沿着一个主题，衍生出一系列紧密相关的念头，一个紧接着一个，时间长短不定，它的特点是执着越来越深，并且产生了比较粗的爱、恨、取、舍的欲望；（4）灭相，就是念头消灭之相，这个系列的念头终于结束了。

2. 一个世纪之前，弗洛伊德普及了一个概念，我们每个人都有一个深藏于意识表面之下的潜意识，它是引发我们行为的复杂动机，需要很多时间去发现和理解。主流心理学家认为这种观点无法得到证明而放弃了它，转而关注可观察的行为。对弗洛伊德的反对非常激烈，直到 60 年代至 70 年代，行为主义取向的心理学治疗师才开始关心患者的内心世界：主观想法、记忆、观点、期望和计划。而且，他们有了重大的发现：驱动我们情绪和行为的大部分事物并不存在于深藏的潜意识，而是在我们觉察的表面之下。不仅如此，如果我们敢于面对，就能看到一个充满动机、期望、解释和故事的丰富内心世界。我们可以对每时每刻大脑中的"意识流"有更多的觉察。遗憾的是，我们脑中的"意识流"有些像"兴奋疯狂的猴子"，有点难以对付。焦虑症、强迫症、躯体形式障碍等神经症患者尤其如此，被自己的念头折磨得生不如死。

3. 与处理情绪的方式类似，神经症患者常用以下几种方式处理念头：

（1）压制

思考本是"心"的自然活动，而"心"就像一条河流，所以企图去停止河水流动根本是一件没有意义的事，甚至危害无穷。神经症患者正是由于反复去压制焦虑念头、强迫念头而招致痛苦不堪。据一位禅学老师说，一般人一天有 1.7 万个左右的念头。你能压制得过来吗？

（2）迷失在念头当中

我们解读世界的方式极大地影响着我们如何反应。心理学中的认知疗法常用 ABC 理论来解释。A 指诱发性事件；B 指个体在遇到诱发性事件之后相应而生的信念；C 指特定情境下，个体的情绪及行为结果。人们一般认为，人的情绪和行为反应是直接由诱发性事件 A 引起的，即 A 引起了 C。其实，事件（A）本身并非是引起情绪反应或行为后果（C）之原因，而人们对事件的不合理信念（B）（想法、看法或解释）才是真正原因所在。这里 B 即是我们上文中的"念头"。

许多神经症患者由于认识不到念头的暂时性、片面性和不真实性，而迷失在其中。他们在谈话时充满"完美主义"倾向，不是满嘴"应该"，就是满嘴"万一"。例如，强迫症患者担心家里水龙头没关好，并且觉察不到这只是自己的强迫念头而相信它们，结果从单位请假回家查看。如果有人告诉他这是强迫念头在作怪，他就会回答："万一是真的呢？""宁可信其有，不可信其无。"对此，冥想大师约瑟夫·戈德斯坦有一段精彩的描述：

当我们在想法中迷失了自己时，认同感会非常强烈。想法扫荡我们的大脑并将其带走，在很短的时间内我们就会被扔得远远的。我们跳上一辆载满联想的火车，却不知道自己上车了，当然也就不知道自己往何处。在路途的某个地点，我们或许会清醒过来，认识到自己一直在思索，自己被强行带走了。而当我们走下火车的时候，周围的精神环境已经和我们上车时截然不同了。

因此，我们不可迷失在念头当中。正如阿隆·贝克及盖瑞·艾莫瑞所说："顺着你的直觉或感觉通常都是好主意，但当你在焦虑时，这却是错误的方法。你必须去做违反直觉的事。这是因为焦虑是矛盾的。你越试着去捍卫自己，你就越害怕。"

4. 如果我们把想法只当想法，把想法只当成大脑神经元固有的反应方式，通过正念与它们建立一种全新的关系：当念头生起时，不去尝试抓住它，而只是看着思绪的来来去去，我们就会看到它是如何习惯性地创造出一个自我与他人的意识。就像唐璜，一个印第安巫师对他的弟子卡洛斯·卡斯塔涅所说："你对自己说得太多。你不是唯一这样做的人。我们每个人都一样。我们用内心对话维持我们的世界。一个明智的男人（或女人）会觉知到，一旦停止对自己说话，世界将彻底改变。"

因此，如果脑海中冒出了某些强烈的念头萦绕不绝，你既不可压制它，当然也不能跟着念头到处跑，而是要主动去"旁观"它。对此，钦哲仁波切解释说："心创造轮回和涅槃两者。然而，它本身并不重要，只不过是一堆念头。一旦我们认识到念头是空虚的，心就不再有能力欺骗我们。"泰国禅师阿姜查对此有个幽默的比喻："这很简单。如果有人骂你是条肮脏的狗，你所要做的就是看看你的屁股。如果你没有看到尾巴，那么事情就解决了。"这很形象地说明了"唯事实为真实"的理念。佛家偈语"不怕念起，只怕觉迟，念起即觉，觉之即消"说的也是这个意思。

二、观念头的方法

首先，选择一个你觉得舒适的姿势坐好。

　　花点时间安静下来。从头到脚检查一下整个身体，从头顶开始，逐渐放松你的眼睛、面部、肩膀、手臂，注意脊背部保持挺直，让你的整个身体尽量舒适、自然、稳定。

　　现在，将注意力完全关注于你的呼吸，去仔细觉察每一次呼吸的开始、过程及结束，看今天你的呼吸是否有什么不同的感受，是稍长些？稍短些？还是更加柔和些？当你在关注呼吸的时候，你的身体有些怎样的感受，或者你感受到的声音、情绪是否变得更加强烈。

　　然后，将注意力从呼吸转移到你的感受，尝试命名你此刻正体会到的感觉，比如痛、痒、冷、热或者麻，不管这感受是什么，有多么强烈，请你只是全然地觉察它，体会它微妙的变化，尝试以一种放松的方式去感知它，就像对待呼吸一样去温和地接纳它、觉察它、命名它，就只是毫无分别地去觉察它。

　　当你准备好了之后，试着加上对心中浮现的念头的觉知，在观照呼吸的同时，如果你脑海中冒出了某些强烈的念头萦绕不绝，你可以去转而关注它。注意它们什么时候出现，观察它们在脑海里停留，以及它们最终的溶解和消散。不要刻意地让想法出现和消失，就让它们按自己的意志来去。

　　我们的念头也许是一些图像、语句，或者是一些回忆、想象或者计划，当你捕捉到它之后，可以尝试去标示这些念头，比如：想法——想法，想象——想象，回忆——回忆。就这样，当你有意识地去觉知与标示这些念头的时候，它们就会像尘雾一样消融在你觉知的阳光中。

　　此外，你可以设想自己正在电影院看电影，将想法投射到银幕上，以这种方式关注想法在意识之中的存在情况——你坐下来，看着屏幕，等待一个想法或意象的出现。当它出现时，你观看着它"在银幕上"的样子，就一直关注；当它消失时你也忘了它。注意你是否被卷入戏剧场景，登上了电影银幕。注意到这种情形时，庆祝自己的这一发现，然后重新返回自己的座位，耐心等待下一批思维登台——下一幕一定会上演。

　　你也可以像赶公交车一样地看着念头。当你赶到公交车站，发现公交车正在离站，那就得等下一班车了。同理，念头和念头之间通常都有一个空隙，这个空隙尽管比一刹那还短，但它仍旧是一个空隙，能够识别。接着，另一个念头又跳出来，当它消失时，又是另一个空隙。然后，又一个念头到来、离去，跟着又是一个空隙。就这样看着念头的不断循环：念头之后是空隙，空隙之后紧接着又是念头，然后又是个空隙。如果你能持续不断地练习，那么，这些空隙就会愈来愈长，而你如实地安住自心的体验也会变得愈来愈直接。

如果某个念头确实很强烈，可能它会一直在那里浮现，不容易消散，那就请你一直保持旁观的觉察去标示它，而后这个念头就会逐渐减弱，直到它最终消失。

你可以简单地以呼吸作为观照的中心，如果各种感受纷繁复杂、此起彼伏，那就将注意力尽可能回到呼吸上，如果某些感受、念头或者情绪确实太过强烈，让你无法忽视，那就去觉察它，标示它，保持对它的觉知。但在觉知的同时，保持开放、接纳的心态，不要有任何分辨和评判，直到它最终消失，而后再次回到你的呼吸上来。

就这样，带着精微的觉知去观照呼吸，或者去觉察、感知和标示当下出现的强烈的感受或念头。不必刻意去改变什么，只是温和而精微地去感知、觉察和标示。

然后结束观念头训练，为自己进行这次体验当下的练习庆祝一下。祝愿一切都祥和安宁。

其他正念修习方法

除上述观呼吸、观躯体感受、观情绪、观念头等主要的正念禅修方法之外，还有一些修习方法对神经症患者的治疗和康复亦有辅助作用，下面简要介绍之。

一、正念走路

正念走路又称行禅，一行禅师称为"安详在每一步之中"。美洲原住民纳瓦霍人说的"无论身在何处，在美中行走"也是这个意思。就是要我们以轻松的方式，缓慢地走，嘴角保持一丝微笑，真正地享受走路——不为到达而走，就只是为了走路而走路，活在当下，欢喜地享受每一步。方法相对简单，任何人都做得到。我们可以参照以下步骤来练习：

　　首先要找一个不为众人注目的场所，空间足够，至少要有五至十步的直线距离。好的地方包括：客厅、操场、森林中的空地，海滩也不错，在超级市场推购物车也很好，你走多慢都成。

　　在选定的地方某一端开始，以警觉的姿态站立一分钟。保持你的头部抬正，颈部放松。张开眼睛以维持平衡，不过不要注视任何特别的东西，手臂自然下垂置于前方、后方或两侧均可。

　　把全身的注意力都放在双脚上面，感受脚掌与地面接触的直观感觉，以及全身的重量通过双膝和双脚传递到地面的感觉。你或许会发现，让膝盖稍稍弯曲几次能够更好地体验到脚掌和腿部的感觉。

　　轻轻地抬起左脚后跟，注意小腿肚肌肉感觉的变化，然后继续抬起整只左脚，把全身的重量转移到右腿上。全神贯注地觉察左腿和左脚向前迈进的感觉，以及左脚后跟着地的感觉。脚步不必迈得太大，自然的一步就可以了。让左脚的其他部分也完全着地，继续抬起右脚后跟，体会全身重量落到左腿和左脚的感觉。

　　当体重全部转移到左腿之后，把右脚抬起向前迈进，觉察右脚和右腿在感觉上的变化。当右脚后跟着地的时候，把注意力集中到右脚。随着右脚掌完全着地，左脚跟微微抬起，身体的重量又全部落到了右脚上。

　　通过这种方式，一步一步地从小路的一头走到另一头，要特别注意脚底板和脚后跟与地面接触时的感觉，还有两腿在迈动时肌肉拉动的感觉。你还可以把觉察扩展到其他你所关心的部位，比如关注行走过程中呼吸的变化，呼气和吸气分别是如何进行的，有什么感觉。你的觉察还可以容纳整个身体的感觉，包括行走和呼吸，以及每走一步脚和腿的感觉变化。

　　当你走到小路的尽头时，请静止站立一会儿；然后慢慢转过身，用心去觉察转身时身体的复杂动作，然后继续正念式行走。随着脚步的前进，你还能不时地欣赏到映入眼帘的风景。

　　以这种方式来回走动，尽量对每时每刻行走中的体验保持完全的觉察，包括脚和腿的感觉以及脚接触地面的感觉。保持目光直视前方。

　　当你发现思维从行走的觉察中游离时，请把行走中的某一个步骤作为注意的客体重新进行关注，利用它将你的思绪拉回到身体以及行走上来。如果你的思绪非常焦躁，那么静止站立一会儿，双脚并列与肩同宽，把呼吸和身体作为一个整体进行觉察，直到思维和身体都慢慢平静下来，然后继续进行正念式走路。

需要注意的是：练习时注意别让身体紧张，发现僵硬之后立即放松。这不是体育或舞蹈，而是觉知练习。因此，不要为了优雅而做特别的尝试，不要试着让自己好看。你的目标是达到完全警觉、高度敏感以及完整且毫无阻碍的走路经验。把注意力全部放在脚部与腿部传来的感觉上，试着尽可能记住每一只脚移动时的信息。全心投入纯粹走路的感觉，注意它个别的感觉。当脚触地与抬起时，感受每一个微小的触感变化。

二、正念进食（吃一粒葡萄干）

我们常常一边做着"更重要的工作"，一边大把大把地吃着东西。如果我们失去的只是味道，并不严重。但是，一旦你注意到全神贯注对生活小事的重大影响，就会开始意识到心不在焉产生的代价。正如下面这则故事所说：

> 一位知名的旅行作家被邀请去参加一个地位显赫的日本家庭的宴会。这位主人邀请了很多的客人并告诉他说，当晚有很重要的事情要宣布。宴会上有一道菜肴是河豚肉，这在日本是极其精致的食物，因为河豚肉有毒，只有技艺精湛的厨师才能将毒素完全剔除。因此，提供这种鱼肉作为菜肴实在是非常盛情的款待。

> 作为被热情款待的客人，这位作家怀着极大的期待接过盛有河豚肉的盘子，有滋有味地品尝着每一口食物。这种美味真的不像以往任何一种他吃过的东西。他对河豚肉的精致口感深深着迷。不需要任何夸张，这种鱼肉真是很令人赞叹，是他吃过的最好的食物。就在这时，主人突然宣布说其实作家所品尝的鱼肉只是一种普通的鱼类，另一位客人吃到的才是河豚，但他却完全没有注意到。

这次的经历让作家领悟到了一件"重要事情"，那就是并非这种罕见而昂贵的食物有多么美味，而是如果你仔细地去体会每一口的滋味，那么即便是普通的食物也会十分出色。

下面，通过吃一粒葡萄干来进行正念进食训练，让我们来学习如何让意识融入我们的生活，感受、重新认识生活中的普通时刻。大家可以参照以下步骤来练习：

首先，拿起一粒葡萄干，将它放到你的手掌上或者夹在拇指与其他手指之间。注意观察它，想象自己是从火星来的，以前从来没有见过这个物体。

然后，从容地观察，仔细地全神贯注地盯着这粒葡萄干。让你的眼睛探索它的每一个细节，关注突出的特点，比如色泽、凹陷的坑、褶皱、凸起以及其他不同寻常的特征。接着，把葡萄干拿在指间把玩，在你的手指间把它转过来，感受它的质地，还可以闭上眼睛以增强触觉的灵敏度。

然后，把葡萄干放在鼻子下面，在每次吸气的时候吸入它散发出来的芳香，注意在你闻味的时候，嘴巴和胃有没有产生任何有趣的感觉。

现在，慢慢地把葡萄干放到你嘴边，注意到你的手和胳膊如何精确地知道要把它放在什么位置。轻轻地把它放到嘴里面，不要咀嚼，首先注意一下它在嘴里面的感觉，用舌头去探索。

当你准备好咀嚼它的时候，注意一下应该从哪里开始咀嚼。然后，有意识地咬一到两口，看看会发生什么，体会随你每一次的咀嚼它所产生的味道的变化。不要吞咽下去，注意嘴巴里面纯粹的味道和质地，并且时刻留心，随着葡萄干这个物体本身的变化，它的味道和质地会有什么样的改变。

当你认为可以吞咽下葡萄干的时候，看看自己能不能在第一时间觉察到吞咽意向，即使只是你吞咽之前有意识的体验。

先看看葡萄干进入你的胃之后，还剩下什么感觉。然后体会一下在完成了这次全神贯注的品尝练习后，全身有什么感觉。

三、正念倾听

有一则谚语说："我们长着两只耳朵，一张嘴巴，所以我们听的要比说的多一倍。"小时候，我们在与父母交流时经常会走神，以致父母会一遍又一遍地说："你在听我说话吗？"在成人关系中，许多人也因为缺乏耐心倾听，而造成了以不被理解、失望和痛苦为特征的互动关系。正如西班牙谚语所说："两个雄辩之人不会并肩走得太远。"

神经症患者也是这样，他们往往是注意力不集中的，经常抱怨自己健忘。同时，他们又对周围的声音非常敏感，有些患者说自己一听到电话声就紧张，出现惊跳。更多见的是抱怨周围太吵而影响自己工作、学习、睡眠。因此，训练如何正念地倾听非常重要。我们可以参照以下步骤来练习：

首先，选择一个你觉得舒适的姿势坐好。

花点时间安静下来。从头到脚检查一下整个身体，从头顶开始，逐渐放松你的眼睛、面部、肩膀、手臂，注意脊背部保持挺直，让你的整个身体尽量舒适、自然、稳定。

现在，用几分钟时间进行观呼吸和观躯体感受禅修，请记住，在随后的练习中，你随时可以进行观呼吸和观躯体感受的禅修练习，以便在意识受到过分干扰或冲击的情况下，稳定自己的身体和意识。

当你做好准备之后，让你的注意力焦点从身体知觉转移到听觉上，注意你的耳朵，把觉察打开并扩展，以便随时能够捕捉到来自任何地方的声音。

你没有必要特意寻找声音或者倾听某种特别的声音。相反，你应该尽力保持接纳的心态，接受来自各个方向的声音——近处的、远处的、前方的、后方的、旁边的、上面的、下面的。这样，就打开了你周围全部的声音空间。你既要觉察明显的声音，也要关注更加微弱的声音，让觉察范围包括从声音到沉默的全部空间。

注意我们在听到声音之后都有马上为其贴上相应标签（汽车、火车、空调、收音机）的倾向。试试看能不能意识到自己在贴标签后、标签之外和之下，重新将注意的焦点放在声音的原始感觉上（包括声音内的声音）。

你可能发现自己在思考这些声音。尝试是否可以重新感知这些声音的直接品质（这些品质包括音高、音质、音强和音长），而不是它们的意义、影响和有关故事。

只要发现你的意念没有集中在声音上，就要温和承认它转移到了什么地方，然后重新收回注意力，使其重新关注声音的发生与消失。

就这样，把注意力放在每时每刻的声音上。不必刻意去改变什么，只是温和而精微地去感知、觉察。

然后结束"正念倾听"的训练，为自己进行这次体验当下的练习庆祝一下。祝愿一切都祥和安宁。

四、慈心观

慈心观是一项古老的修炼，我们要做的是先对自己散播爱，之后将慈爱传递给我们所爱的人，最后扩展到一切众生。慈心观的美妙之处在于可以随时随地修炼。在街头散步时，在挤公交车时，在坐飞机时，你都一样可以修习——"愿他喜乐安康，愿他心中充满慈悲"。这个练习也可以在其他正念修习的开始或结束时来做，这样就可以将爱和慈悲带到你静坐练习的过程中，还有你的生活中。我们可以参照以下步骤来练习：

首先，坐得舒适、放松一些，闭上眼睛，让身体和呼吸逐渐柔和下来。然后去觉察你的身体和心理，觉察你所感受到的一切——可能是来自于你当天经历的，或者是近来一直伴随你的各种情绪或想法。你只需允许并确认所有内在的感受，顺其自然，如其所是，不作评判，不作分析。

逐渐把注意力转移到对呼吸的觉察上来，保持正常的、自然的呼吸。吸气的时候，去觉察空气的吸入，呼气的时候去觉察气体的呼出。

关注你的呼吸，去感受每一次的吸气和呼气，并把注意力放在鼻尖或腹部。如果关注的是鼻尖，就仔细体会吸气和呼气时接触空气的感受。如果关注的是腹部，就去感受每次吸气时腹部的扩张感和呼气时的收缩感。

专注于每一次呼吸，吸入，呼出，仔细观察呼吸的出现和消失。继续呼吸。

现在将你的注意力转移到你的胸部和心脏部位，去感受任何内在的感觉，让你的每一种感觉自由地抵达它想要去的地方。

尝试将你的呼吸和对心的感受联结在一起，仿佛将呼吸带到你的心中，随着心的感受，一呼一吸并反思生命是何等的脆弱和宝贵。

我们所有人都生活在不能逃离的特定现实中。设想从某一个令人惊奇的时刻起，你开始了不可逆转的衰老过程，随后就是疾病、死亡和分离。敞开心扉去思考什么才是人生最重要的东西。

现在用慈悲、宽容和爱去感受你自己宝贵的生命。你可能经常自我批评、评判或对自己太苛刻。你可能发现相对自己而言，更容易对别人慈悲。因为害怕别人会如何评价自己，很多人不想对别人说出自己内心的想法。

用心去感受慈爱强大的力量，它是一种无限、无私的爱，如同太阳、月亮或星星一样，没有区别、分歧或偏见地照耀众生。

将这种爱融入你的心脏、皮肤、肌肉、器官、骨骼、细胞及全身的每个角落。祝愿你能对自己更友好、更慈悲，能够承认和接纳现在不完美的自己。

感受对自己的爱也许是一场战斗。接受挑战，去战斗吧！然后继续敞开心扉，去发现对自己慈爱的体验是一种什么样的感觉。

现在，我们要在心中觉察并寻找对我们自己的爱与慈心。花几分钟时间来阅读下列语句，并让它们融入你的生命：

> 愿我是安全的。
> 愿我是健康的。
> 愿我身心自在。
> 愿我祥和安宁。

然后，请体会并觉察一下你身心的感受。

现在将慈爱的范围拓展到一个或多个人，如你的恩人、老师和其他对你有启发的人，重复同样的语句：

> 愿我的恩人是安全的。
> 愿我的恩人是健康的。
> 愿我的恩人身心自在。
> 愿我的恩人祥和安宁。

现在逐步将慈爱的范围扩大到一个或多个你的至亲好友身上，如你的家人、朋友或生活在同一个社区的人：

> 愿我的至亲好友是安全的。
> 愿我的至亲好友是健康的。

愿我的至亲好友身心自在。

愿我的至亲好友祥和安宁。

现在进一步将慈爱的范围延伸到一个或多个熟悉的人、普通朋友或陌生人身上：

愿我的朋友是安全的。

愿我的朋友是健康的。

愿我的朋友身心自在。

愿我的朋友祥和安宁。

现在考虑将慈爱延伸到一个或多个与你难以相处的人或敌人身上。对这些人给予慈爱看起来似乎是一种挑战或是根本不可能的。但是当你知道怨恨对自身的健康和幸福有毒害作用时，你可以出于对自己的慈爱和慈悲来消除怨恨。仔细反思并学着宽恕，你会领悟到恐惧和缺乏对恐惧的觉察是导致冲突和不友善的根源。敞开你的心扉，将慈爱施与那些难以相处的人。然后进一步扩展到希望他们也能够进入自己的心灵，获得更大的觉察，并将恐惧转化为爱。温柔地、慢慢地将慈爱给予那些难以相处的人或敌人：

愿与我难以相处的人是安全的。

愿与我难以相处的人是健康的。

愿与我难以相处的人身心自在。

愿与我难以相处的人祥和安宁。

现在花点时间去想一下那些不幸的人，把你的慈爱带给那些你所知道的正在经历身体或精神痛苦的人。想象那些面对困难和挑战的人，正在经历疗愈和平静的画面。

将这种平静逐渐扩展到众生，愿一切经历身心痛苦的众生在心灵上是祥和安宁的。

现在把慈爱给予正在遭受自然灾害、战争、饥饿或无家可归的人。愿他们也是祥和安宁的。

把慈爱施与任何感到焦虑、压力、孤独、疏离、无望的人，还有那些正获得或失去及放弃希望的人。愿他们也是祥和安宁的。

将慈爱给予众生，传播到所有地方：

愿一切众生都是安全的。

愿一切众生都是健康的。

愿一切众生都身心自在。

愿一切众生都祥和安宁。

当你开始准备结束慈心观训练时，回到你的呼吸上。随着呼吸去觉察和感知整个身体的变化，吸气时感知身体的上升，呼气时感知身体的下沉。把身体当作一个既相互联系又浑然一体的、独立而完整的有机体去感受。

然后结束慈心观训练，为自己进行这次体验当下的练习庆祝一下。祝愿一切都祥和安宁。

五、日常生活中的正念修习

日常生活中存在着无数机会，你可以借助它们让自己暂停一下，集中精力，提醒自己处于完全清醒的状态，真实感受当前正在发生的情况。例如：

1. 做饭

任何做饭过程都是一个极佳的正念练习机会——它涉及视觉、听觉、味觉、嗅觉和触觉。专注刀具切割不同蔬菜时的感觉，或者每一段切割下来的蔬菜散发出的味道。

2. 进食

在一顿饭之中，尝试安静地品尝某一部分食物，或者不要被电视机或电脑之类分心。真正将注意力放在食物上——感受它的颜色、形状，甚至这个食物经过了哪些环节才被端到了你的餐桌上，并体会进食时的感觉。观察你是否很容易什么都不想地咽下第一口。那么，第四口的感觉又怎么样呢？

3. 洗衣服／洗碗

不要一次洗太多衣服，只要挑出三件或四件衣服来洗，用最舒服的姿势站着或坐着，以免背痛，放松地搓洗衣服，注意自己用双手、双臂的每个动作，注意肥皂和水，当你把衣服搓洗干净了，你的身心应该会感到像衣服一样干净清爽。如果你的心出现散乱，请保持微笑且看好呼吸。

洗碗也是探索感觉的一个非常出色的机会。在此期间，你的注意力会不断回到当前时刻，洗碗、观察水流、感受温度，等等。

4. 泡茶

准备一壶茶款待客人或泡给自己喝。在正念中缓缓地进行每个动作。不要失去正念，让任何一个最细微的动作滑过去，心中要了了分明。了知你的手正握住茶壶把手，提起茶壶。了知你将清香暖热的茶水倒入杯中。每一个步骤都要在正念中进行。比平常更轻且更深地呼吸。如果你的心出现散乱，就要先看好自己的呼吸。

5. 打扫房间

将工作分成几个步骤：清理东西，收整书籍，刷洗厕所，擦净浴室，打扫地板，清除灰尘。为每样工作安排好相当充裕的时间。动作要慢，比平时还慢3倍。对每样工作都全神贯注。例如：整理书架时，看着书，觉知它是哪本书，了知自己正要把它放在哪个位置，了知自己正伸手去拿书，并取下它。避免任何突然或粗鲁的动作。对呼吸保持正念，特别是在心神散乱的时候。

6. 平躺

背部平躺，不要用垫子或者枕头支撑。双臂放松，平放在身体两侧，双脚微微张开，向外舒展。轻轻地吸气、吐气。专注于你的呼吸，放松全身肌肉。放松每一寸肌肉，就好像它正要沉到地底下，或像悬挂在微风中的一片丝绸那般柔顺。完全地放松，只要专注于自己的呼吸和微笑。把自己想象成一只猫，全身软绵绵地躺在温暖的炉火前。当猫的肌肉松弛下来，任何人的抚触，它都不会抗拒。

7. 慢动作洗澡

给自己30～45分钟洗个澡。一秒也不要急。从一开始准备热水，到最后穿上干净的衣服，每个动作都要保持轻缓。注意每个动作。把注意力放在身体的每个部位上，不要有区别，也不要害怕。对身上每一道水流保持正念。当你洗完时，你的心应该像身体那般轻盈、平和，随顺你的呼吸，想象自己身处夏日洁净清香的莲花池中。

8. 想象自己是一颗鹅卵石

静静地坐着并缓缓地呼吸时，将自己想象成是一颗将沉落在清澈河流中的鹅卵石。下沉时，没有任何目的引导你的动作，朝着河床柔软的沙地那完全的休憩处沉落。继续禅观那鹅卵石，直到你的身心得到完全的休息，就如那颗在沙地上休憩的鹅卵石。将这样的平静、喜悦持续半个小时，同时注意自己的呼吸。没有任何关于过去或未来的念头能将你从当下的平静、喜悦中带离。

9. 驾车

驾车时，注意观察你关注的焦点。如果你的注意力放在即将召开的会议或者其他什么事情上，要知道这是你自己所做的选择。如果你选择将注意力主要放在驾车以外的其他事情上，注意观察当实际情况需要时，你会飞快地将注意力转移到驾车动作上。观察你是否频繁地将驾车动作置于次要位置。在驾车过程中，抽出一部分时间专注驾驶——注意身体的所有感觉，双手和双脚的移动，你目光扫视的范围，视距的远近调节，等等。

10. 排队

当你在超市排队时，如果某种因素拖延了你的进程，你是否能注意到自己的心理反应？你可能"站错了队"，不断思考是否应该跑到另一排看上去较短的队伍。此时，你应该检查一下你的内心状况，明确你目前所处的心理状态。花点儿时间询问自己：我的脑海中正在发生什么？我的身体中有什么感觉？我注意到了什么情绪反应和冲动？

如果你发现自己被"抓紧时间"的欲望所驱使，说明你很有可能处于自动状态的"行动"模式之中。不过，这没有什么，你需要做的是保持对呼吸的正念。

11. 站立（立禅）

背靠墙壁，让两脚和墙壁之间保持5厘米左右的距离。然后，双脚平行分开，距离大于骨盆宽度。脚掌贴紧地面，膝盖向外弯曲，腰部位放低。另外，臀部和后背不能完全紧贴墙壁，但是也不能分开距离太远，要保持轻触墙壁的距离。重心要放在从大腿内侧到脚趾大拇指的位置上。整体来说，就像坐在椅子上一样的姿势。

12. **走路**

关注走路时的真实感受；注意观察思想何时转移到其他地方，以及重新返回走路本身。

13. **做一个模范公民 / 等红灯**

穿越马路时，请你使用行人红绿灯，这样你可以暂时安静地站立，关注呼吸情况。不要试图强行通过。

等红灯时，安静地停下来，保持意念平和，注意呼吸情况。

14. **倾听**

当你倾听时，注意是否存在注意力分散的情况——当你开始想其他事情时，你会如何回答等，努力回神让自己专注于倾听。

智慧疗法篇

痛苦不会"从"生活中消失，而是消失"进"生活里。

——巴里·马吉德

懂得智慧的所在、懂得力量的所在、懂得领悟的所在，或许你还知晓日子和生命的长短，知晓眼中光芒和宁静的源头。

——詹姆士·沃克

只有当病人已经走近解释，只差一步他自己就可以抓住解释的时候，医生给病人来个画龙点睛，才是恰当的。

——弗洛伊德

第七章　疗愈神经症的禅门经典语录

禅学注重内在的体验，所以向来以"不立文字""禅不可说"著称，虽然如此，历代禅师还是留下了大量的经典语录。本章精选适合神经症治疗的禅学格言名句，并结合富于启迪性的禅门智慧故事、心理学和精神医学知识，来进行生动形象的体悟与阐释。有心的读者会惊喜地发现，也许其中的一句禅语就足以让你的心理痛苦释然。

生死事大，无常迅速

此语出自《六祖坛经》，意谓死亡是人生的根本烦恼。

科学研究证明，人是世界上唯一知道自己会死去的生物；人在本质上都是孤独的，不知从何处来，也不知到何处去。因此，生死问题一直是哲学家、宗教家、心理学家、科学家们共同关注的问题。禅家亦以"了脱生死"为根本目的，他们探讨生命的本质、生活的意义以及如何使生命达到圆满境界。诚如明代憨山大师在他的《梦游集》中所说："从上古人出家本为生死大事，即佛祖出世，亦特为开示此事而已，非于生死外别有佛法，非于佛法外别有生死。"

在著名心理学家弗洛姆看来，佛学和其他伟大的人道主义宗教一样，其目的都是："克服一己之我的局限，达到爱、客观、谦和、尊重生活，从而使生活本身成为生活的目的，使人成为其潜能得以实现的人。"现代心理治疗的奠基者弗洛伊德指出，每个人都具有生本能、死本能，死之本能的终极目的就是回归到恒定不变的无机物，死之本能的存在就意味着任何生物个体都不能长生不死，生物的最终命运总是回归到无机物。

死亡既然是人的一切局限性的归结，也就成为人生最严峻、尖锐的问题，成为人类心灵深处最根本的忧患，是人类最深刻的痛苦。人生短暂与宇宙永恒的矛盾最能激发人内在心灵的不安与痛苦。四千年前，古巴比伦英雄吉尔伽美什遭遇了挚友印齐杜之死，他感叹道："你变得黯淡，不闻我的呼唤。当我死时，岂不也像印齐杜般？我心伤悲，惧怕死亡。"吉尔伽美什说出了我们的心声，每个男人、女人、孩子都会像他一样惧怕死亡。对于有些人来说，这种恐惧不会直接出现，它会乔装打扮成心理疾病或一种普遍的不如意感；有些人却体验到一种强烈的、能够意识到的死亡焦虑或健康焦虑；还有些人陷入了深深的死亡恐惧，完全不能享受人生的欢乐和满足。正如伊壁鸠鲁提出："痛苦来源于我们对死亡无所不在的恐惧。"从某种角度看，许多人的失眠、焦虑、恐惧、抑郁等症状皆由隐秘的死亡恐惧所引发。甚至可以说，每一个噩梦都是死亡焦虑挣脱束缚、恐吓做梦者的结果。

迄今为止，尽管心理学界对生死问题做了大量的探索，但进展不大。可以说，目前的中外心理治疗体系大多只是解决人生的各种现实问题，很少有勇气去面对生死问题。与之不同，禅学自称"生死之学"，认为生死是人生最核心的问题，人生的所有烦恼均依附于生死问题上，超越了生死，人生的其他各种烦恼、矛盾自然将迎刃而解。下面举一例佛陀关于死亡的教育：

> 当 2500 多年前佛陀在印度菩提树下觉悟，然后游化印度大地的时候，我们这个故事的主人公也生活着。她的名字叫高得密（Krisha Gotami）。高得密按照常人的发展，出生、成长，然后成家进入婚姻。在成婚后不久，她十月怀胎生了一个儿子，她尽其母爱所能照顾这个孩子，希望他长大成人。在她的悉心照顾下，孩子一天天地长大。养育孩子长大的过程，虽然是辛苦的，但也是温馨的，看着孩子慢慢知道了妈妈，看着他向自己微笑，高得密从中体会到生活的幸福。随着时间的流逝，慢慢地，孩子由爬变得开始学习走路了……
>
> 但那个时代的死亡率是比较高的，不幸很快就降临在高得密的头上，那个孩子在一岁的时候开始生病，高得密开始还以为是一般的疾病，四处求诊治疗，但没有结果，看着孩子的病一天天变得严重，而又无法治疗，

她开始担心焦虑起来……最后，小孩因为疾病无法医治在一岁多就夭折了。

高得密遭此打击伤心欲绝，当家里的人准备火化孩子的尸体时，她不让周围的人接近孩子的尸体，她不承认她的孩子已经死去了，她就像疯了一样紧紧抱着孩子的尸体在整个城市的街道上奔走，碰到人就问："是否有药可以让我的孩子复活？"

有些人不理会她，有些人嘲笑她，有些人认为她发疯了……但她继续边走边说着："我一定能找到懂得解救我的孩子的人。"

最后她碰到一个人告诉她，世界上只有佛陀一个人能够为她施行奇迹，让她的孩子复活。

高得密问道："那佛陀在哪里？我要马上找到他。"

于是，那个人指给她走向佛陀所在的僧团驻地的路。

高得密根据那人所指的方向抱着孩子的尸体找到了佛陀驻地，向佛陀敬礼，然后站在一旁问道："佛陀，人们说您知道治疗我孩子的方法，是真的吗？"

佛陀答道："是的，我知道。但你需要先去准备一些东西才行。"

"那我需要准备什么才能让我的孩子复活呢？"

"你去找一些芥子。"

"我一定能找到的。"

"但是，那不是通常的芥子，而是一种特别的芥子。"

"佛陀，那是一种什么样的芥子呢？"

"去向一个未曾有子女或任何人过世的家庭要几粒芥子！你只要能要来那些芥子，我就能使你的孩子复活。"

"太好了！长者，我马上去要。"高得密回答。

她向佛陀敬礼，然后就抱着孩子的尸体赶快跑向城市，去沿门挨户地询问这种芥子。

高得密停在第一间屋子前，问道："您有芥子吗？佛陀说芥子能治疗我的孩子。"

屋主于是就进屋拿了一些芥子给她。

高得密接着又问："朋友，您家里是否曾经有亲人死去过？"

"高得密，你在问什么？这家中过去死去的人比现在活着的人都多。"屋主有点莫名其妙。

"那请您拿回这芥子吧！它们并不能治好我的孩子。"她说着便把芥子退还给屋主。

她就这样一家一家沿门挨户地询问和乞讨，走遍了整个城市，她始终找不到所要的那种芥子。最后，她只能抱着孩子的尸体回到佛陀那里。

佛陀问她："你找到使孩子复活所需要的芥子了吗？"

"唉！没有能够找着！"

这时候她突然想到："噢！这的确是一件难办之事呀，我以为只有我丧失了孩子，却原来整个城市中，死亡的人比活着的人还多呀！每家都是死过人的。"

据说，当她这样思考孩子死去这件事情时，本来疯狂迷失的心恢复了理智和平静。

佛陀这时候教导她："世界有一个永不改变的自然规律，那就是一切都在变化。你需要了解这一点来超越忧愁与悲伤！"

高得密了解并接受了这一教导，顶礼佛足，然后火化了孩子的尸体。

高得密终其一生追随佛陀。

烦恼即菩提

此语出自《六祖坛经》，意谓直面烦恼，既不纠缠，亦不回避。

禅家认为人生的最高境界和最大追求是开发自己的心灵世界，实现自我觉悟，从烦恼和痛苦中解脱出来。但这并不是说要回避烦恼，逃离世俗，而是强调在现实中直面烦恼、解决问题。慧能认为"烦恼"即"菩提"，"菩提"并非"烦恼"之外的"菩提"，"烦恼"与"菩提"的差别仅仅在于"心"的迷和悟，离开了"心"的作用，也就无所谓"烦恼"和"菩提"。正所谓："烦恼即菩提，前念迷即凡夫，后念悟即佛，前念着境即烦恼，后念离境即菩提。"下面这则公案也表达了"烦恼即菩提"的意思：

赵州禅师上堂说法："佛即烦恼，烦恼即佛。"

有一个和尚问："不知道佛为谁烦恼？"

赵州答："为芸芸众生烦恼。"

和尚又问："怎样消除这种烦恼？"

赵州反问："用得着消除吗？"

从心理学角度来说，"烦恼"和"菩提"的差别在于个人卷入的程度。每个人在无意识中都潜抑着过去的创伤、复杂的情感经历和与生俱来的原始欲望，夹带着巨大的心理能量。当遇到现实生活中的各种各样的烦恼，由于不可知的原因，内心深处潜抑的东西被扰动、泛起——蛰伏着的巨大心理能量启动了！我们很容易卷入其中，一旦深深地卷入，平时卓有成效的防御机制也暂时停止了工作，表面的平静被打破，于是长久地停留在情绪中而不能自拔，与烦恼纠缠在一起，保持理智成了奢望。丧失理智意味着内心失去了安宁，于是痛苦、焦虑、抑郁、愤怒……变成了可怕的主旋律。正如下面这则故事所说：

张拙居士曾作了一首偈子："断除烦恼重增病，趋向真如亦是邪。"

紫柏禅师见了，说："错了，错了！应该改为：断除烦恼方无病，趋向真如不是邪。"

有一个和尚在旁边说："我看是你错了，他没错。"

紫柏听了，心中大疑，日夜参究，因而头面俱肿。一日，忽然恍然大悟，那肿起来的部位才消下去。

想要断除烦恼好比想要断除妄念，如果"一心"想去断除，有所趋向，那么"心"就会为此而增添新的烦恼。神经症患者即是如此，他们对不敢去或不想去的地方总是找种种理由不去，对恐惧的念头喜欢采用压制的方法让它别在脑中出现……殊不知，越逃避麻烦越多，越压制则头脑中念头越多。因为面对由烦恼触动而泛起的无意识中的冲突，强行克制，于事无补，反而更容易被其吞噬。用牛顿第三定律说就是，作用力越大，则受到的反作用力也越大。

如果我们不再将烦恼视为负担，既不与它纠缠，也不回避它，而是主动地去觉察"烦恼"所触发的内心冲突，保持心灵的开放状态，那么"烦恼"也就不再存在了。泰国禅师阿姜查曾经利用眼镜蛇的比喻很好地解释了这一原则，谓：

> 心的活动就像能置人于死地的眼镜蛇。假如我们不去打扰一条眼镜蛇，它自然会走它的；即使它非常毒，我们也不会受到它的影响；只要我们不走近它或去捉它，它就不会来咬我们。眼镜蛇会照着它的本性行动，事情就是如此！如果你聪明的话，就别去惹它。同样地，就让那些不好的和好的顺其自然——依它的本性而随它去，不要执着于喜欢和不喜欢，如同你不会去打扰眼镜蛇一样。一个聪明的人，将会以这种态度来对待他心中升起的种种情绪。当善的情绪在心中生起时，让它自是善的，并且了解它的本然；同样地，我们也让恶的自是恶的，让它顺其自然。不要执着，因为我们什么都不要！我们不要恶，也不要善；我们不要负担和轻松，乃至不求快乐和痛苦。当我们的欲求止息时，平静便稳固地建立起来了。

这种方法对处理焦虑、强迫、恐惧等念头尤其有效，下面再举一个发生在一次禅修训练班中的真实事例：

> 有位女性佛教徒去寺庙学习佛教的禅坐课程，讲课的老师是他们那个地区德高望重的著名佛教长老。据说那位长老是精通各种佛教禅坐的老师，因此这位女性在家人对要讲授课程的长老满怀崇敬。
>
> 大清早，这位女性到了寺庙，她和大家坐在寺庙的会堂里，一起听长老开示佛教的哲理和禅修的具体方法。这位长老的讲授在那位女性听来，是如此充满智慧和经验，她不由得喜出望外，心想这次来学习真是值得啊！长老讲授了几个小时后，开始让大家在会堂里一起练习刚才讲授的禅坐。
>
> 这时候，长老也在会堂前方进入禅坐状态，旁边的人也都静下来开始练习。那位女性于是准备按照要求开始。不过，在准备开始前，她眼光扫了长老一下，发现这位长老的没有头发的和尚头好亮，在会堂的灯光下散射着光泽。原来是长老按照出家人的每隔一段时间剃发的习惯刚剃过头，

这在寺庙和出家人中是很正常的事情。

但这时候，那位女性内心突然莫名其妙地产生了一个小小的冲动，她心里想着是否可以上前去拍那位长老的光头一下，因为那光头实在好亮。当她有这个想法出现的时候，她被自己这个冲动的想法吓了一大跳。因为在东南亚的文化习俗中，没有经过别人同意去拍一个人的头，是一件相当侮辱别人的事情。何况是去拍如此一位受到社会普遍尊敬的佛教长老的头，那简直是大逆不道的事情。

当意识到自己这一可怕想法后，这位女性心里产生了一丝害怕，于是马上就训斥自己这个想法，内心骂道："头昏了！做这事情要有严重后果的。"然后就试图把心静下来，开始准备按照刚才长老说的方法禅坐。

可是，这时候，那想法又出现了："真想去拍那个光光的头一下，那么亮！"

"你真不要命了，做那样的事情可要下地狱的！"

"可是，那很好玩啊！"

"胡说，长老的头岂是能够随便去拍打的？！"

这么自己内心对话了一下，就想着千万不要再去想这可怕的事情了！

可是越不想去想，那想法反而越强烈，心里有个声音说："冲上去打一下那个头吧！"

"好罪恶！这岂是你能想的？快离我远点。"

但那个去拍头的想法似乎有点不依不饶了，一点也不屈服地继续它的努力……

就这么一小时的时间里，别人都在好好地禅坐，体验正确禅坐带来的平静和愉悦。这位女性却在那里与那个想法痛苦斗争。

当一个小时的禅坐结束时，那位女性想："总算结束了。"

于是，她和周围的别的在家佛教徒说起话来，说着说着那个想法似乎就没有了。

到了下午，大家又到了会堂来集体打坐，那位长老又坐在前面，而且这次还坐在那位女性的正前方，当他坐下来的时候，他还向着这位女性慈善地微笑了一下。看见长老冲着自己微笑，头上还散着光，这位女性突然又生起上午那个可怕的冲动，准备马上站起来冲上去拍长老的头一下。

"不要让长老知道这个亵渎的想法啊！"

想着长老刚才对她的微笑，她恐惧了："是不是长老已经知道我要做的事情了？"

这一想，可把她吓坏了，她想："我这次真不应该来，怎么会有这么邪恶的想法？！中邪了。惨了！快快不要去想吧！"

这下她紧张得有点不知所措了。

可是越不去想，那个想冲上去打头的念头出现得越强烈和频繁。

长老就闭目坐在前面不太远的地方，她面对一个诱惑，然后焦虑着和犹豫着。她恐惧着自己那个想法，也没有办法再去禅坐了，只是坐在那里和自己做斗争。

就这样，度秒如年。

当禅坐结束时，她实在有点忍受不住那个冲动，看见长老站起来，慈祥地向她这个方向走过来。她突然站起来，准备伸手去拍长老的光头。这时候，长老对她微笑了一下，她被吓坏了，马上合掌跪下来。

那位长老不知道发生了什么事情，于是询问她："发生了什么？需要什么帮助？"

这位女在家人于是把从上午到下午出现的那个想法，忏悔似的坦白说给了长老听，以请求长老的宽恕。

长老听了后哈哈大笑起来。

他教导她道："这心可以成为好念头，因此，为何它不能想坏念头呢？无论它想到什么，只要看住它、接受它，它就会自然消失——不过，如果这个念头是坏的，只要确定你并没有与它们行动一致就足够了。"

"什么？我还没有完全明白。"

"噢！那你遇见过毒蛇吗？"长老问。

"遇见过！"在东南亚的农村，遇见毒蛇是常有的事情。

"那走在路上，遇见毒蛇正在路中央盘绕着，你又离它很近了，你将怎么办？"

"我会保持不动，等待那条蛇自然离开！"女性回答道。

"是的！正是如此。就像遇见一条毒蛇，你马上逃避，蛇会攻击你；而你去攻击这条蛇，蛇也会反击你。但当你能够坦然看着它保持中立而不行动，蛇到时候就自然会爬走。心念也是如此。"

"噢！是这样啊！我知道了！"她恍然大悟。

由于这位女性已经说出了自己的可怕想法，并获得了面对毒蛇时候的启示，豁然知道了面对心念之道，她的心于是变得轻松了。虽然她这次没有禅坐好，但却因此了解了心念的自然法则。她满意地顶礼而去。虽然那个想法后来几天里还冒过那么几下，但她坦然去接受那个冲动，"那不过是某个想法而已"。没过几天后，这个冲动就自动消失了。

皆令自悟自解

此语出自《六祖坛经》，意谓自己悟才是摆脱烦恼的关键，别人只是协助者。

禅学中的"悟"具有多种含义。首先，"悟"常指那种与众不同的甚至非理性的直观或直觉思维；其次，"悟"表示一种不可言说的领悟、感受，如"忽然悟解心开，即与智人无别"。"悟"的状态从心理学角度看有如马蒂诺所描绘："这不是婴儿的前自我意识，不是白痴的发育不全的自我意识，不是狼孩迟钝的自我意识，不是精神病患者退化了的自我意识，不是被麻醉者麻木的自我意识，不是恍惚者昏沉沉的自我意识，不是无梦的睡眠状态中沉寂的自我意识，不是入定状态中暂时停止的自我意识，也不是昏迷状态中呆滞的自我意识。这宁可说就是自我意识本身，它既存在并发生影响于它自身的根本矛盾中，也作为这个矛盾本身而存在并发生影响。"它发生在意识层与无意识层的交界处，一旦触及这个层次，人们通常的意识就会变得充满无意识的消息。这种状态有如《道德经》所称的"恍兮惚兮，其中有物；惚兮恍兮，其中有象"。

无论"悟"作何解，都是摆脱烦恼所必须的。而且这种"悟"是自悟，不能从他人处获得。正如诗人内奥米·希哈布·奈所说："除了你自己，没有人能够给予你真正的快乐和幸福。"下面这则故事也表达了这一意思：

有一个和尚来参见曹山禅师，说："我怀抱一块璞玉前来，请师父为我雕琢。"

曹山说："我不雕琢。"

和尚问："为什么不给我雕琢？"

曹山笑说："你要知道，我曹山乃是好手。"

许多人基于"好心"，抢着去"雕琢"别人。名义上是"为你好"，其实是要把你雕琢成他自己心目中的样子，结果往往弄巧成拙。目前的心理治疗也往往存在过分强调治疗师作用的缺陷，没有充分发挥个体的主观能动性。实践表明，给患者一根拐棍是容易的，扔掉就不那么容易了。因此，曹山说："我不雕琢。"意思是说，禅师不是给答案的人，禅师的任务是刺激学徒自己找到答案。换句话说，"世上从来就没有什么救世主"，心灵的自由，最终靠的还是自己，因而，"自悟"就显得十分重要。

曾遇一个神经症患者，开始就诊数周时不断报怨自己的病情，不断问医生"怎么办"，医生也反复解释并提供许多方案。病人似乎仍然无所适从，医生也觉得有些无可奈何，就告诉他"每天主动留出半个小时，让自己在这段时间胡思乱想个够"吧。他似乎明白了点什么。在以后的一次就诊中他主动告诉医生一个现象："平时经常心慌，尤其紧张时更明显，越想控制结果心慌得越厉害。一周前的一天自己没事做，试着想看看心慌到底有多厉害，结果心慌并没有出现。此后自己每天留出点时间准备让自己心慌，但一次也没出现过。"这个病人的方法就有点"自悟自解"的味道了。佛陀曾用"自己走这条路"来强调自我领悟和实践的重要性：

印度北方有一个叫作舍卫城的都市，佛陀有一个供大众内观及听闻其说法的中心。有一位年轻人每个晚上都会来听佛陀说法，如此过了好多年，年轻人却从未将佛陀的教导付诸实行。数年后的某个晚上，年轻人提早到了，发现只有佛陀一个人，便走向佛陀说："佛陀，我心中常常生起一个疑问！"

"哦？在法的道路上是不应该有任何疑问的，让我们来理清它们吧，你的问题是什么呢？"

"佛陀，这么多年来，我一直来您的内观中心。我注意到在您的周围，有许多出家的比丘、比丘尼，还有为数更多的在家居士，或男、或女。其中一些人已经持续地来您这儿好几年了。我可以看出，有些人已经确实达到了最终的阶段；相当明显地，他们已全然解脱了。我也看到有些人的生活确实获得改善，虽然我不能说他们已完全地解脱，他们活得比以前好。但是佛陀啊！我也看到很多的人，包括我自己在内，还是跟以前一样，有些时候他们甚至更糟，他们一点都没有改变，或者是他们并没有变好。"

"为什么会这样呢，佛陀？人们来见您这样一位伟大、全然觉悟、如此有力量又慈悲的人，您为什么不用您的法力与慈悲，让他们全都解脱呢？"

佛陀微笑着说："年轻人啊！你住哪儿？你从哪儿来的啊？"

"佛陀，我住在舍卫城，就是萨罗国的首府。"

"是啊，可是你的样子看起来不像是舍卫城的人。你的故乡在哪儿啊？"

"佛陀，我从一个叫王舍城的都市来，是摩揭陀国的首府。我在几年前来到舍卫城定居。"

"那你是不是断绝了所有与王舍城的联系呢？"

"没有，佛陀，我在那里还有亲友，而且也还有生意往来。"

"那么你一定要时常往来于舍卫城与王舍城之间了？"

"是的，佛陀，我一年要到王舍城好几次，然后再回到舍卫城来。"

"既然你已经往返舍卫城与王舍城之间许多趟了，你应该很清楚这条路了吧？"

"是啊，佛陀，我非常清楚这条路，甚至可以说，即使蒙上我的眼睛，我一样可以找到去王舍城的路，因为我已经不知走了多少次了。"

"那么那些非常了解你的朋友，他们一定知道你来舍卫城，然后定居在此地吧？他们也一定知道你经常往返于王舍城，而且你也非常熟悉从这儿到王舍城的路吧？"

"是啊，佛陀，所有和我走得比较近的人都知道，我常去王舍城，而且也非常熟悉那条路。"

"那么一定有人会来向你请教到王舍城的路，你会不会隐瞒一些不说，或是会解释清楚呢？"

"有什么好隐瞒的呢，佛陀？我会尽我所知告诉他们：你们要先往东走到波罗捺斯城，然后继续往前走到菩提伽耶，然后就到了王舍城。我会非常明白地告诉他们，佛陀！"

"那么你给了他们详细的解释之后，所有这些人是否都到达了王舍城呢？"

"那怎么可能呢，佛陀？只有那些从头到尾走完全程的人，才能到达王舍城。"

"这就是我想向你解释的啊，年轻人！人们来见我，因为他们知道，我已经走过从此岸到涅槃的道路，所以对这条路线非常熟悉。他们来问我：'什么是通往涅槃，通往解脱的道路？'而我有什么好隐瞒的呢？我很清楚地跟他们解释：'就是这条路。'如果有人只是点点头说：'说得好，说得好，真是一条正道。'可是一步也不踏上这条路；心里想着：'真是一条绝妙的正道啊。'可是不费劲去走完这条路。那么这样的人怎么可能达到最终的目标呢？"

"我不会把人扛在我的肩上，带他到最终的目的地。没有任何人能把人扛在肩上背到最终目的地。基于爱与慈悲。他顶多会说：'就是这条路，我就是这样走过来的，你也这样做，也这样走，你就能到达最终的目的地。'但是每一个人都得自己走，自己走这正道上的每一步路。如果你往前一步，你就接近目标一步；如果往前走一百步，就接近目标一百步；如果走完了全程，就到达了最终的目的地。你得自己走这条路。"

类似的禅语还有归宗智常禅师所说的：

从上古德不是无知解，他高尚之士，不同常流。今时不能自成立，虚度时光。诸子！莫错用心，无人替汝，亦无汝用心处。莫就他觅，从前只是依他解，发言皆滞。光不透脱，只为目前有物。

意思是：过去的前辈修行人不是没有知解，他们见地高超，不是一般人可以了解的。你们现在的人，不能以法为师、以自为光，虚度了宝贵的时光。诸位，不要错用心！开悟这事，没有人可以代替你，也没有你可以用心的地方。

不要从别人那里寻求开悟，你如果把别人的话背得滚瓜烂熟，东西还是别人的，一旦要你用自己的话来说，你还不是口吃难言？大道就在眼前，之所以看不见眼前的光明，只是缘于你的眼睛被东西遮住了。

应无所住而生其心

此语出自《金刚经》。无所住即无所执着，就是说一个人在心理上应没有什么牵缠与挂碍。禅学认为执着是导致烦恼与痛苦的根源，一旦放下这种对人和事物的牵缠与挂碍，便可以熄灭烦恼，获得内心安详与宁静。以这种心态去处理事物，就能使注意力专注于当前的活动，这便是生其心的意思。正如明代藕益大师在《金刚经破空论》中说："言无住者，不住有为相也；言生心者，生六度万行心也。"日本永平寺方丈北野毕生都在努力实践"应无所住而生其心"：

他年轻时喜好云游四方。20岁那年在行脚途中，遇到一位嗜烟的行人，两人结伴爬过一条山路后，来到一株树下休息。那位行人给了北野一袋烟，因为当时他非常饥饿，所以也就接受了。抽过烟后，北野称赞烟味甚佳，于是，那人便送给他了一根烟管和一些烟草。

那人走后，北野想道："这种令人舒服的东西，也许会侵扰禅定，我应立即停止，以免积恶成习。"于是，他便抛掉了烟草和烟具。

3年之后，他开始研究《易经》。时值冬季，他需要一些寒衣，便写了一封信，托一位旅人带给数百里外的一位老师。但冬季几乎快过去了，他不但没有得到寄来的衣服，而且连音信都没有。好不容易熬过了冷酷严冬的北野，利用《易经》之理，占卜此事，卜出信并未送达。不久后，他的老师寄来了一封信，信里果然没有提到寒衣之事。

"如果我以《易经》去做如此准确的占卜工作，也许会毁了我的禅学课程。"北野对此又起了警惕之心。于是，他又丢了这个不可思议的《易经》之术。

到了 28 岁那年，北野爱上了书法和汉诗，对此两者每日钻研，日有进境，居然获得了老师的赞赏。但北野想："如果我不及时停止，我就要成为一位书法家或诗人而非禅师了，此非我愿。"

从此，他不再舞文弄墨，习字赋诗，而是一心钻研禅道，最后终于成了一代禅门大师。

著名的森田疗法创始人森田正马博士对精神活动的认识也是如此，他说："我们的身体机能、精神现象，如川流不息，时时刻刻都在不断变化流动……欲望和痛苦是按时间的四维，不断地变化、流动、消长、出没，决不可对其拘泥、固执和保留。"

如果从精神分析角度看，"应无所住"类似于"均匀悬浮注意"，都要求不把自己的注意力专门集中在任何事情上，总是平静地、专注地、非评判性地倾听和观察所有材料；把每次遇到或头脑中出现的念头都当作新的开始，不带有任何的记忆和期待，暂时搁置先前的看法、感受和情绪。这也是禅修中的"正念""观照"的精髓，让我们学会"如其所是"地"看"。

神经症患者不明此理，往往把注意力单纯地固着于某一方面，进而引起"注意狭窄"。例如，躯体形式障碍者由于过于把注意力放在躯体上，导致内脏感觉过敏，容易把正常的躯体感觉当成疾病的信号；社交恐惧症患者由于在与人交往时把注意力过多放在自己的脸红、手抖等症状上，导致忽略了自己要表达的内容。这种"注意狭窄"有如《列子》中的一则故事所说：

从前齐国有一个人想钱想疯了，他走进银楼，抓了一把金子就跑，很快就被闻讯而来的捕快逮住了。

人们问他："光天化日之下，众目睽睽，你怎么敢公然抢金子呢？"

他理直气壮地说："我在抢金子的时候，眼中只看见金子闪闪发亮，哪里还看得见人呢？"

是的，眼睛被贪婪遮住了，除了金子，什么也看不见。

"应无所住而生其心"的原则对这类问题的治疗具有非常重要的意义。只要你不把注意力集中指向或固着于某一症状、某一感觉、某一念头，那么这种症状、感觉、念头不但不会得到强化，而且会逐渐消退。用森田疗法的术语来讲，这就是"忍受症状、为所当为"。

类似禅语还有大浪和尚说的：

> 随流始得妙，倚岸却成迷。

随流始得妙，即是任运、逍遥、自在，没有自己的主观意志；倚岸却成迷，即是执着、系缚、紧张，我执巨大如山。

迷人口说，智者心行

此语出自《六祖坛经》。意思是：没有认识真理的人虽然懂得很多有关真理的知识，却只是嘴上说说而已；有智慧的人则默默修行，外表看来如愚如鲁。这与《道德经》"上士闻道，勤而行之；中士闻道，若存若亡；下士闻道，大笑之"一致。

许多神经症患者为了摆脱痛苦，看医生很是积极。当医生问他："上次给您的资料看了吗？""布置给您的作业做了吗？""每天做了多少运动呢？"……经常会发现，患者把医生的话当耳旁风了，啥也没做。有些神经症患者在就诊时反复问医生问题，医生也耐心解答数次，在临近就诊结束时，他还会问："医生，我到底该怎么做呢？"这些患者就是"迷人"，所以烦恼也多。另一些患者在听了医生的话后说："医生，我明白了，谢谢你，我会按你说的做的。"下次复诊时他们主动向医生报告自己实践的心得，这些就是"智者"，当然治疗效果也往往比较好。下面举一则故事来说明"迷人口说，智者心行"：

> 两个人同行在黑暗的森林，因不知出路而徘徊终宵。
> 忽然天空划过一道明亮耀眼的电光，照彻天地。
> 一人抬头看那绚烂的奇景，忍不住赞叹："啊！多美丽的闪电！紫光、

蓝光、青光交织而成的异象，只有伟大的造物主才能创造这般美景啊！"他痴迷地看着，忘记了仍在黑漆漆的森林里找不到出路。

另一人趁闪光照亮之际，看清楚了森林曲折的路径，他绽放开心的笑容："我知道如何走出去了！"

无念为宗，无相为体，无住为本

此语出自《六祖坛经》。慧能"自然悟道"思想的基本内涵是其"三无"主张，即"无念为宗，无相为体，无住为本"，他说："我此法门，从上已来，顿渐皆立无念为宗，无相为体，无住为本。何名无相？无相者，于相而离相；无念者，于念而不念；无住者，为人本性，念念不住，前念、今念、后念，念念相续，无有断绝；若一念断绝，法身即离色身。念念时中，于一切法上无住，一念若住，念念即住，名系缚；于一切上，念念不住，即无缚也。此是以无住为本。"

"无念"指无妄念，即任心自运，不受外物影响，而不是百物不思，万念尽除，因为如果一心想着"排除杂念"，想着成佛，同样是有所执着，有执着就会把虚妄当真实，引起烦恼不安。所谓"无念为宗"，就是"于念而不念"，也就是以人们当下之心念为宗，强调活泼泼的生命不要被外来烦恼束缚，正所谓"若问无心法，莲花隔淤泥"。

"无相"，就是心不执着于外境，"于相而离相"。"凡所有相，皆是虚妄"（《金刚经》），大千世界是虚幻的，看世界不要拘泥于外相，但如果非要把"相"看作一无所有，心中则又多了"清除有相"的念头，心灵又被"相"包围了。

"无住"之"住"，是"执着"之意。慧能认为，大千世界是虚幻不实、瞬息万变的，因此人不能执着于外物，否则就是"物执"；同时，人心也是变动不居的，不可用主观成见来看世界，否则就是"我执"。"无住为本"即是说，人之本性体现在人们当下的心念之中，它是念念相续不绝，而又于一切法上无住的。丹霞子淳禅师所说的"宝月流辉，澄潭布影，水无蘸月之心，月无分照之意"即是此意。

在"无念""无相""无住"三者之中，又以"无念"为根本要义。因为，从心理活动对象看，念是人心之性，相是心动之形，住是心动之态。念是心动的根据，相、住是心动之念的表现形式。有念则必有相有住，有相和有住必因有念而起。如能做到无念，则无相、无住自然而成。因此，无念为宗，是纲；无相为体，无住为本，是目，纲举目张。"无念"是心体状态的总概况，无相、无住则是从表现形式上对"无念"状态的另一层说明，也是对心体活动状态的具体说明。

围绕着"无念"这一顿悟的核心思想，历代的禅师创立了许多管理"念头"的方法，例如：

1. 牧牛

《佛遗教经》提出："譬如牧牛，执杖视之，不令纵逸，犯人苗稼。"大安禅师说："我在沩山住了 30 年，吃沩山饭，拉沩山屎，可就是不学沩山禅，只是看管一头水牛而已。这头水牛如果跑到草丛去了，就把它拉回大路。如果跑到别人的田地上踩踏苗稼，就鞭打调伏它。久而久之，这头水牛就听得懂人话了，如今变成一头露地白牛，常常在眼前安分守己，全身发出明亮的光泽，赶也赶不走！"

2. 调狂象

《涅槃经》提出："人心轻躁动转，难以把捉调服。它驰骋奔逸，像一头大恶象。""好比恶象，狂痴暴恶，杀气腾腾。有位调象师，用大铁钩钩住它的颈部，狂象立刻就被调顺，恶心都尽。一切众生也是这样。"王维在《秋夜对雨》中也提出"白法调狂象"。白法是指一切善法，也就是对治贪、嗔、痴三毒的三学戒定慧。

3. 锁心猿

《心地观经》提出："心如猿猴，游五欲树。"意谓心逐境起，如猿猴之攀树。意念流注不息，一味追逐外境，犹如奔驰之马，故又称"意马"。

"心猿意马"是成道的大障碍，心猿扰扰，意马喧喧，放纵着贪、嗔、痴三毒，执着人我相，使人阻碍了自性的光明。如果束缚住心猿意马，就不会逐境而生贪求之心，从而使"意马已成于宝马，心牛顿作于白牛"。此时心性调柔，纵是万境现前，是非蜂起，也毫不动摇。正如道潜禅师所说："心猿意马就羁束，肯逐万境争驱驰？"

4. 防六贼

《涅槃经》说："六大贼者，即外六尘……何以故？能劫一切诸善法故。""六贼"是指"六尘"。六根犹如恶奴，容易引贼入室。众生没有智慧，处无明黑暗之中，色、声等六种尘境常会趁无明黑暗，依六根为媒介，如眼根贪色、耳根贪声等，来劫诸善法。因此，为了防止这种情形，必须防护六根，使之不起贪欲。正如妙普禅师告诫道："学道犹如守禁城，昼防六贼夜惺惺；中军主将能行令，不动干戈致太平。"

上述种种方法，核心思想是一致的，就是要人学会"于念而无念""于相而离相""念念不住"。从现代心理学中"正念"治疗的理念来看，"无念、无相、无住"可以说是神经症治疗的总纲。

类似禅语还有：

无边刹境，自他不隔于毫端；十世古今，始终不移于当念。

意思是：无边无际的世界，最远与最近的地方，其实连一根细毛的距离都没有；无始无终的时间，其实都在当下这一念。

不异旧时人，只异旧时行履处

此为百丈怀海的禅语。完整的句子是："未悟未解时名贪嗔，悟了唤作佛慧。故云：不异旧时人，只异旧时行履处。"意思是说：还没有开悟、认清自己的本来面目之前，人们把将来不受控制的念头称之为贪、嗔；开悟以后，知道这些念头不过是佛性的显现，无善也无恶，不需要以贪、嗔的名词来污染，这样的明白就是佛的智慧。所以说，开悟以后，并没有变成另一个人，只是不再重复过去的陈腐行为而已。正如下面这则故事所说：

古时有一位妇女，特别喜欢为一些琐碎的小事生气。她也知道这样不好，便去求一位高僧为自己谈禅，开阔心胸。

高僧听了她的讲述，一言不发地把她领到禅房中，落锁而去。妇人气得跺脚大骂。骂了许久，高僧也不理会。妇人又开始哀求，高僧仍置若罔闻。妇人终于沉默了。高僧来到门外，问她："你还生气吗？"

妇人说："我只为我自己生气，我怎么会到这地方来受这份罪。"

"连自己都不原谅的人，怎么能心如止水？"高僧拂袖而去。

过了一会儿，高僧又问她："还生气吗？"

"不生气了。"妇人说。

"为什么？"

"气也没有办法呀。"

"你的气并未消逝，还压在心里，爆发后将会更加剧烈。"高僧又离开了。

高僧第三次来到门前，妇人告诉他："我不生气了，因为不值得气。"

"还知道值不值得，可见心中还在衡量，还是有气根。"高僧笑道。

当高僧的身影迎着夕阳立在门外时，妇人问高僧："什么是气？"

高僧将手中的茶水倾洒于地。妇人看了很久，突然间恍然大悟，于是叩头谢过大师后离去了。

经常有神经症患者来咨询："我很容易被小事情惹火，脾气很大，连我自己都被吓到了。该怎么消除我的脾气呢？"许多心理学工作者往往会建议他："人都有情绪，只要发脾气时选择无害的方式就好了，例如，宁可捶枕头而不要把拳头打在别人脸上。脾气不可压抑，否则会造成未来更大的问题。"

也有部分人会说："愤怒是一种巨大的力量，当人愤怒时，他会发现别人害怕、对他让步，这是他找到的一种证明自己的尊严或控制他人的手段。"其实，这是力量的误用，也是自卑的另一种表现而已。真正的强者应该是有许多选择的人。正如下面这则故事所说：

乔·路易是美国伟大的拳王，他在拳击场上击倒过许多高手，在台下反而极为谦逊，从不用拳头打人。有一次他跟朋友骑车外出办事，在路上，被一辆货车撞了一下，货车司机不认识乔·路易，跳下车来把两人臭骂一顿。等司机扬长而去，朋友说："这家伙毫不讲理乱骂人，你为什么不出拳把他好好修理一顿？"乔·路易幽默地回答："老兄，我请问你，如果有人侮辱了歌王卡洛斯，他是否会为对方高歌一曲呢？"

尽管心理学工作者劝人抒发情绪，以不伤害他人为原则，算是较佳的处理手段，细纠起来却也是一种力量的浪费。

以禅学的观点看，让你愤怒的庞大力量来自佛性，这股力量误用了可以使你变成愤怒的狮子，用对了可以让神志异常清醒敏锐，甚至直入悟境。因此，禅家强调，当情绪生起时，你所要做的，只是冷静地看着情绪的生起，清醒地看着它如何变化和消退。

但愿空诸所有，慎勿实诸所无

此为庞蕴居士的禅语。完整的句子是："但愿空诸所有，慎勿实诸所无，好住世间，皆如影响。"意思是说：希望世间人呀，能把自以为实有的执着空掉，千万不要把本来空无的视为实有。这个世界，就像影子一样虚幻，像声响一般刹那间就消失了，没有什么可贪取的。

神经症患者之所以痛苦，即是被自己头脑中虚构出来的烦恼与痛苦牢牢束缚，困在无中生有的认知模式中出不来。他们的境况有如下面故事中这个行人的遭遇：

有一个人在沙漠旅行，他又饥又渴，半昏半醒之际，他来到一株如意树下，倒在地上动弹不得。这株如意树可以让树下的人不管有什么念头都可以立刻心想事成。

而他并不知道。

他心想："要是现在能有一个红西瓜剖开来吃，该有多棒！"

刚一动这个念头，眼前就出现一个大西瓜，他惊喜万分，三两下就把西瓜掏尽吃光了！

这时，他又想："如果现在能够来一个海鲜总汇比萨再加上一碗玉米浓汤，该有多好！"

刚一动这个念头，眼前果然出现香味浓烈的食物，他三两下狼吞虎咽完毕。

这时，他不渴不饿了，脑筋也恢复清醒了，他心想："这是怎么回事？怎么我一动念头东西就出现了？这是一场梦，还是魔鬼在作祟？"

刚一动这个念头，凄厉恐怖的魔鬼形象立刻在四周出现……

他心想："完了，完了！魔鬼会杀死我……"

刚一动这个念头，他果然仆倒在地，呜呼哀哉了。

这一切都是人们"实诸所无"，不能安分于当下之境的下场。如果做到"空诸所有"，就能达到自在解脱之境了。基督教圣者十字若望的观点与此一致，说："不想享受一切，而享受了一切；不想占有一切，而占有了一切；不想成就一切，而成就了一切；不想知道一切，而知道了一切。"

不时会遇到一些来就诊的神经症患者，他们找医生的目的似乎不是来做治疗的，而是来参加辩论的。如果医生告诉"失眠恐惧"者要限制在床上的时间，要参加适当的运动和劳动……他往往会反驳：我以前性格开朗，身体也好，就是这"失眠"把我折磨成这样子，我只有能睡好才能恢复以前的生活……就这样，他们死活不肯放下自己错误的观念，结果久久解决不了自己的痛苦。

因此，神经症患者要想摆脱痛苦，首先要把原先的想法放下，实践"但愿空诸所有，慎勿实诸所无"。正如尼采所说："谁要是不懂得把他的思想搁置起来，那么就不应该卷入激动的争吵中。"下面这则故事也表达了这一思想：

弟子前去拜见禅师，问道："师父，为什么我觉得自己这些年来总是进境缓慢，难以突破？"

禅师笑着说："我来给你倒杯水喝吧！"于是就拿起桌子上的茶壶，往杯子里倒水。水很快满了，但禅师却仍不罢手，依旧往杯里注水。

弟子提醒他："杯子里的水已经注满了。"禅师意味深长地对弟子说："再倒一些吧，说不定还能更多一些呢！"

弟子笑着说："杯子已经满了，您再怎么倒也不能增加杯里的水。"

禅师叹道："说得有道理呀！其实不仅倒水如此，学业进境又何尝不是如此呢？"

弟子听了心头一震，自言自语地说道："是啊！人生也是这样的道理，心里装的东西太多了，自然就装不进其他的了！"

禅师看他有所醒悟，便笑着说："是啊！很多人只想着往心里装更多的东西，以为这样就可以得到更多的东西。但是他们越是这样想，就越不能得到，因为他们的心已经满了，怎么能装进去东西呢？倘若心中的那只杯子装满了杂念，我们就会陷入精神上的老化，变得无法接受新事物，无法更新我们的所思所悟。学业的进境更是如此，知识的发展日新月异，如果我们不时常清理固有的思维，接受新观点，那么必然会难以突破本来的自我。"

类似禅语还有大慧宗杲的：

但得本，莫愁末。空却此心是本，既得本，则种种语言、种种智慧，日用应物随缘，七颠八倒，或喜或怒，或好或恶，或顺或逆，皆末也。于随缘处能自觉知，则无少无剩。

意思是：只要能够掌握到根本重心，就不需忧虑那些细枝末节。什么是根本重心？就是证得空性。如此一来，生活中的细枝末节就可以随它去了，什么悲呀怒呀、好呀坏呀，还是各种应对进退，都大可以放牛吃草去，与自己毫不相关。只要记住，不论你在做什么，只要自知自觉，清醒分明，就行了。

无心道易寻

此为龙牙居遁禅师的禅语。完整的句子是："寻牛须访迹，学道访无心，迹在牛还在，无心道易寻。"意思是说：找牛要先从牛的足迹找起，学道要先从无心学起；找到了牛的足迹就一定会找到牛，学到了无心就容易学到道了。

这里说的"无心"，并非指土木瓦石一般无知，而是指在面对各种境界、各种因缘时，心中凝然不动，虽然灵活应对，却不取着诸法为实有，外境空空荡荡，内心也无障无碍，没有可以被污染的，也不执着于"没有可以被污染的"，看自己的身心，如梦如幻，却也不执着于"如梦如幻"。正如大慧宗杲所说："所谓无心者，非如土木瓦石顽然无知，谓触境遇缘，心定不动，不取着诸法，一切处荡然，无障无碍，无所染污，亦不住在无污染处。观身如幻，亦不住在梦幻虚无之境。"

简单地说，"无心"并不是不能做任何事的状况；而是行动上在做，心态上没有"做"。换句话说，即是没有能做的人，没有所做的事，可是事情完成了。

许多神经症患者的痛苦往往来源于太"有心"，他们放不下躯体的症状，放不下头脑中的念头，放不下"我"的面子……正如下面洪川写字这则故事所说：

日本京都黄檗寺，小门上有"第一义谛"四字。

据说，洪川写字时，弟子在旁磨墨。

洪川写了第一幅，弟子坦率地说："这幅写得不好！"

洪川又写了一幅。

弟子坦率地说："不行，比前一幅还差！"

洪川耐着性子一口气写了 84 幅"第一义谛"，这位可敬的弟子仍然没有点头。

最后，在这弟子走去如厕的片刻，洪川心想："这下可以避开他那锐利的眼光了！"

于是在心无挂碍的情况下，一挥而就。

"神品！"

弟子如厕回来，不由大大赞叹！

这即是有心与无心的差异，值得社交焦虑者好好学习。

直心是道场

此为维摩居士的禅语。直心即是诚实心，正直无弯曲。佛陀说："掐曲之心，与道相违，是故宜应质直其心。"告诫我们：做人处世，应秉持正直、诚实的心念；不能自欺欺人，心怀不轨；须时时刻刻诚正信实，并且终身保持"此心即道场"的意念，知此才得入如来室，学如来行。下面这则例子正是"直心是道场"的诠释：

石梯和尚有一天看到他那宝贝侍者托钵要去斋堂，就把他叫住了，问他要去哪里。

侍者说："要去斋堂吃饭。"

石梯说："我怎么会不知道你要去斋堂吃饭？！"

侍者说："不然你要我说什么呢？"

石梯说："我正是要问你本分事。"

侍者说："如果你要问我本分事，那么，我真的是要去斋堂吃饭。"

石梯大大赞美他："你真不愧是我的侍者。"

石梯和尚问侍者："你要去哪里？"其实是问："你的心要去哪里？"侍者不知道是没听出来呢，还是装糊涂，或许是智珠在握吧，答："上堂吃斋。"石梯说："我不是问你这个，我是问本分事。"然而侍者仍然说："如果问的是本分事，那我真的是要去斋堂吃饭。"

下面这则故事也表达了"直心是道场"这一思想：

有人认为海明威的小说《老人与海》寓意深远，而向他请教："请问您小说里的老人象征什么？海象征什么？马林鱼又象征什么？"海明威回答说："老人就是老人，海就是海，马林鱼就是马林鱼。"

多么干净、利落、清爽的答案！其实，我们的"直心"就是这样观照事物的。只是在成长过程中，我们那见多识广的"识心"已经被蒙蔽、取代了"直心"。难怪老子大声疾呼："大道废，有仁义；智慧出，有大伪。""绝圣弃智，民利百倍；绝仁弃义，民复孝慈；绝巧弃利，盗贼无有。"

神经症患者的痛苦正是由于丧失"直心"，他们整天戴着各种面具，用现代心理学的话说就是过度使用各种有害的防御机制。要想减轻心理冲突就必须打破坚固的外壳，显示出"直心"来。正如下面这则故事所说：

> 一个苦恼的人向大师请教："人类的劣根性令我悲伤，我该怎么做才能原谅别人的罪恶呢？"
>
> 大师温和地看着他，良久才说："孩子！如果你从来不曾判断别人的是非、对错、美丑、善恶，你又何必浪费力气去原谅别人呢？"
>
> 过了一会儿，大师补充说："你可能不知道，我从来不去原谅别人。"

类似的禅语还有六祖慧能提出的：

> 心平何劳持戒？行直何用修禅？恩则孝养父母，义则上下相怜，让则尊卑和睦，忍则众恶无喧。若能钻木出火，淤泥定生红莲。苦口的是良药，逆耳必是忠言。改过必生智慧，护短心内非贤。日用常行饶益，成道非由施钱。菩提只向心觅，何劳向外求玄。听说依此修行，天堂只在目前。

临济义玄禅师说：

> 佛法无用功处，只是平常无事，着衣吃饭，屙屎送尿，困来即卧。愚人笑我，智乃知焉。

懒残明瓒和尚云：

直心无散乱，他事不须断。过去已过去，未来犹莫算。兀然无事坐，何曾有人唤。向外觅功夫，总是痴顽汉。粮不蓄一粒，逢饭但知吃。世间多事人，相趁浑不及。我不乐生天，亦不爱福田。饥来吃饭，困来即眠。愚人笑我，智乃知焉。

春来草自青

"春来草自青"是禅宗中很有名的一句话，仅仅《五灯会元》就记载了很多禅师曾经说过这句话。例如，有僧人问池州的鲁祖山教禅师："如何是学人着力处？"禅师这样回答："春来草自青，月上已天明。"懒残明瓒和尚云："世事悠悠，不如山丘。青松蔽日，碧涧长流。山云当幕，夜月为勾。卧藤萝下，块石枕头。不朝天子，岂羡王侯。生死无虑，更复何忧。岁月无形，我常只宁。万法皆尔，本自无生。兀然无事坐，春来草青青。"

这句禅语强调了自然万物自生自灭，周而复始的规律。小草总会绿的，幸福总会来的。掰着手指，使劲地数，它也不会早来一秒钟，揠苗助长更是愚蠢幼稚。不要用一场雨、一阵风、一段泥泞、一些荆棘、一个困难、一种灾难来否认春天，否认幸福。幸福有时会迟到，但从来都不会毁约。春天总是会来到，幸福总是会敲门，用一颗从容的心去生活，人生也会变得从容。正如苏东坡的《定风波》所说：

莫听穿林打叶声，何妨吟啸且徐行。竹杖芒鞋轻胜马，谁怕？一蓑烟雨任平生。料峭春风吹酒醒，微冷，山头斜照却相迎。回首向来萧瑟处，归去，也无风雨也无晴。

神经症患者由于不明白这个道理，总感觉生活痛苦，经常抱有这样的想法："等我赚得再多一些……""万一失败了就……""如果晚上睡不好明天就……"

用心理学家森田正马博士的话来说，"春来草自青"就是"顺其自然"。森田认为，当症状出现时，越想努力克服，就会使自己内心冲突越重，苦恼更甚，症状就越顽固。症状出现时，要对其采取不在乎的态度。顺其自然，既来之则安之。接受症状，不把其视为特殊问题，以平常心对待，就会好转。对于由不得自己的事情，即使着急也无济于事，只能面对现实、接受现实。就像天气一样，不管其好坏，都应该任其自然，坚持去做自己能做的事。

需要注意的是，无论是"春来草自青"，还是"顺其自然"，都不是教患者放任自流、无所作为，而是要求患者一方面对自己的症状和情绪自然接受，另一方面靠自身努力带着症状去做自己应该做的事，症状渐渐会被忘记。

神经症患者如果能悟到这一道理，也就解脱了。

好雪片片，不落别处

此为庞蕴居士的禅语。有一天，庞蕴去拜访药山惟俨，临走时，药山要十位禅客送行。当时雪花纷纷飘下，庞蕴走到门口，就指着落雪说："好雪片片，不落别处。"其中有位全禅客问说："落在什么地方？"庞蕴立刻给他一掌，全禅客说："你怎么乱打人？"庞蕴说："你这样也叫禅客吗？阎王老子可不会轻易放过你！"全禅客说："你干吗这么说？"庞蕴叹气说："唉！大道就在身边，可是你眼睛虽然明亮却像瞎子一样看不见，嘴巴虽然会讲话可是吐出来的都是噪音。"

每一片雪花都是最好最美丽的，在那白茫茫干净的大地上，每一片雪花都落在最恰当的所在。同理，我们不必问人生际遇的穷通祸福，不必问恋爱是酸是甜是苦是辣，任何一个事物，都是最好的事件。下面这则故事也表达了这一意思：

> 崔相公走入寺院时，恰好看到雀鸟拉了粪在佛像头顶上，就乘机问东寺如会禅师："鸟儿有没有佛性呢？"
> 如会禅师回答："有。"
> 崔相公又问："那么为什么却在佛头上拉屎？"
> 如会禅师说："对啊！难道要鸟儿把屎拉在老鹰头上吗？"

鸟儿不觉得它在"佛"头上"拉屎"，是崔相公才有这个分别心、概念的执着。对鸟儿来说，它不过是做它应做的事，该把屎放下的时候就放下了，不像许多人该放下时不放下，结果患了严重的"心理便秘"，出现失眠、强迫、焦虑、抑郁等障碍。

神经症患者就像文中的"全禅客"和"崔相公"，由于存在分别心和缺乏享受当下的能力，所以总是觉得忧心忡忡、焦虑不安。下面这则故事中的老太婆也是这样的角色：

> 某位禅师路过某地，向一个老太婆讨杯茶水解渴。他看老太婆愁眉苦脸的，就好奇地问她原因。
>
> 原来老太婆有两个女儿，大女儿嫁给了一个卖雨伞的，二女儿嫁给了一个卖面条的。
>
> 老太婆说："天晴时，我担心卖雨伞的女儿没生意；下雨时，又担心卖面条的女儿无法晒面条。不管好天气、坏天气，我都烦恼，你说我怎么不忧愁呢？"
>
> 禅师听了，说："老婆婆，你何不换个想法？当天晴时，就想到二女儿家的面条有太阳可晒；下雨时，就想到大女儿家的雨伞能卖出去。这样，你就能天天快乐。"

台湾催眠大师廖阅鹏写的《一切都是最好的安排》可谓是"好雪片片，不落别处"最好的注解：

> 从前有一个国家，地不大，人不多，但是人民过着悠闲快乐的生活，因为他们有一位不喜欢做事的国王和一位不喜欢做官的宰相。
>
> 国王没有什么不良嗜好，除了打猎以外，最喜欢与宰相微服私访民隐。
>
> 宰相除了处理国务以外，就是陪着国王下乡巡视，如果是他一个人的话，他最喜欢研究宇宙人生的真理，他最常挂在嘴边的一句话就是"一切都是最好的安排"。
>
> 有一次，国王兴高采烈地又到大草原打猎，随从们带着数十条猎犬，

气势浩荡。

国王的身体保养得非常好，筋骨结实，而且肌肤泛光，看起来就有一国之君的气派。随从看见国王骑在马上，威风凛凛地追逐一头花豹，都不禁赞叹国王威武过人。

花豹奋力逃命，国王紧追不舍，一直追到花豹的速度减慢时，国王才从容不迫弯弓搭箭，瞄准花豹，嗖的一声，利箭像闪电似的，一眨眼就飞过草原，不偏不倚钻入花豹的颈子，花豹惨嘶一声，仆倒在地。

国王很开心，他眼看花豹躺在地上许久都毫无动静，一时失去戒备心，居然在随从尚未赶上时，就下马检视花豹。

谁想到，花豹就是在等待这一瞬间，使出最后的力气突然跳起来向国王扑过来。

国王一愣，看见花豹张开血盆大口咬来，他下意识地闪了一下，心想："完了！"

还好，随从及时赶上，立刻发箭射入花豹的咽喉，国王觉得小指一凉，花豹就不吭声跌在地上，这次真的死了。

随从忐忑不安走上来询问国王是否无恙，国王看看手，小指头被花豹咬掉小半截，血流不止，随行的御医立刻上前包扎。虽然伤势不算严重，但国王的兴致被破坏光了，本来国王还想找人来责骂一番，可是想想这次只怪自己冒失，还能怪谁？所以闷不吭声，大伙儿就黯然回宫去了。

回宫以后，国王越想越不痛快，就找了宰相来饮酒解愁。

宰相知道了这事后，一边举酒敬国王，一边微笑说："大王啊！少了一小块肉总比少了一条命来得好吧？想开一点，一切都是最好的安排！"

国王一听，闷了半天的不快终于找到宣泄的机会。他凝视宰相说："嘿！你真是大胆！你真的认为一切都是最好的安排吗？"

宰相发觉国王十分愤怒，却也毫不在意说："大王，真的，如果我们能够超越'我执'，确确实实，一切都是最好的安排！"

国王说："如果寡人把你关进监狱，这也是最好的安排？"

宰相微笑说："如果是这样，我也深信这是最好的安排。"

国王说："如果寡人吩咐侍卫把你拖出去砍了，这也是最好的安排？"

宰相依然微笑，彷佛国王在说一件与他毫不相干的事。"如果是这样，我也深信这是最好的安排。"

国王勃然大怒，大手用力一拍，两名侍卫立刻上前，他们听见国王说："你们马上把宰相拉出去斩了！"

侍卫愣住，一时不知如何反应。

国王说："还不快点，等什么？"

侍卫如梦初醒，上前架起宰相，就往门外走去。

国王忽然有点后悔，他大叫一声说："慢着，先抓去关起来！"

宰相回头对他一笑，说："这也是最好的安排！"

国王大手一挥，两名侍卫就架着宰相走出去了。

过了一个月，国王养好伤，打算像以前一样找宰相一块儿微服私访，可是想到是自己亲口下令把他关入监狱里，一时也放不下身段释放宰相，叹了口气，就独自出游了。

走着走着，来到一处偏远的山林，忽然从山上冲下一队脸上涂着红黄油彩的蛮人，三两下就把他五花大绑，带回高山上。

国王这时联想到今天正是满月，这一带有一支原始部落每逢月圆之日就会下山寻找祭祀满月女神的祭品。

他唉叹一声，这下子真的是没救了。心里很想跟蛮人说：我乃这里的国王，放了我，我就赏赐你们金山银海！可是嘴巴被破布塞住，连话都说不出口。

当他看见自己被带到一口比人还高的大锅前，柴火正熊熊燃烧，更是脸色惨白。

大祭司现身，当众脱光国王的衣服，露出他细皮嫩肉的龙体，大祭司啧啧称奇，想不到现在还能找到这么完美无瑕的祭品！

原来，今天要祭祀的满月女神，正是"完美"的象征，所以，祭祀的祭品丑一点、黑一点、矮一点都没有关系，就是不能残缺。

就在这时，大祭司终于发现国王的左手小指头少了小半截，他忍不住咬牙切齿咒骂了半天，忍痛下令说："把这个废物赶走，另外再找一个！"

脱困的国王欣喜若狂，飞奔回官，立刻叫人释放宰相，在御花园设宴，为自己保住一命、也为宰相重获自由而庆祝。

　　国王向宰相敬酒说："爱卿啊！你说的真是一点也不错，果然，一切都是最好的安排！如果不是被花豹咬一口，今天连命都没了。"

　　宰相回敬国王，微笑说："贺喜大王对人生的体验更上一层楼了。"

　　过了一会儿，国王忽然问宰相："寡人救回一命，固然是'一切都是最好的安排'，可是你无缘无故在监狱里蹲了一个月，这又怎么说呢？"

　　宰相慢条斯理喝下一口酒，才说："大王！您将我关在监狱里，确实也是最好的安排啊！"

　　他饶富深意地看了国王一眼，举杯说："您想想看，如果我不是在监狱里，那么陪伴您微服私访的人，不是我，还会有谁呢？等到蛮人发现国王不适合拿来祭祀满月女神时，那么，谁会被丢进大锅中烹煮呢？不是我，还会有谁呢？所以，我要为大王将我关进监狱而向您敬酒，您也救了我一命啊！"

　　国王忍不住哈哈大笑，朗声说："干杯吧！果然没错，一切都是最好的安排！"

类似禅语还有黄檗无念禅师的：

　　在我眼中，每个人都好得不得了，该富贵的人富贵，该贫贱的人贫贱，冷了就穿衣，热了就乘凉，每个人都非常自在啊！

如人饮水，冷暖自知

　　这是禅宗中很有名的一句话。唐代裴休在《黄檗山断际禅师传心法要》中说："如人饮水，冷暖自知，某甲在五祖会中，枉用三十年工夫。"强调了实践的重要性。因为人生是一个发现自己、实现自己、超越自己的过程，任何人都取代不了"我"。一切事情必须由"我"去做。无论别人如何描述，都不如自己去体验来得深刻。故心理学家弗洛姆·莱克曼提出："病人需要某种体验，而不是某种解释。"下面这则故事也反映了这一思想：

> 一天，宗杲禅师令道谦禅师前往长沙给张紫岩居士送信。道谦禅师很不愿意去，心想："我参禅20年，没有入门处。更要做此行，道业必定荒废。"于是不想前去。他的友人宗元禅师听说之后，叱责他说："不可以在路上参禅吗？去，我与你一起去。"道谦禅师不得已，只好前往长沙。在途中，道谦禅师流着眼泪，告诉宗元禅师说："我一生参禅，没有特别得力的地方。现在又路途奔波，如何到相应的地方？"宗元禅师说："我可以和你一起去。途中可替的事，我尽力替你。只有5件事替你不得，你须自家去承当。"道谦禅师便问："5件什么事？愿闻其要。"宗元禅师道："着衣、吃饭、屙屎、放尿、驮个死尸路上行。"道谦禅师一听，言下大悟，高兴得不自觉手舞足蹈。

健康人的人生状态是一个"做"的过程，而不是一个"想"或"等"的过程。神经症患者往往与此相反，是一种"想"或"等"的人，他们要么眼高手低、自高自大，要么顾影自怜、自怨自艾，他们不屑于、不敢于尝试，结果机遇来了也不会抓住。

"如人饮水，冷暖自知"颇似心理学家森田正马博士提出的"忍受痛苦，为所当为"原则，要求人们去积极地体验生活。神经症患者常常采取逃避痛苦的态度。如因有头痛感而不去工作，因害怕疾病而不外出，因赤面恐怖而避开人群。当实在逃避不开时就尽量敷衍。这种逃避的态度永远不可能适应现实生活。要想改变，就必须做到无论多么痛苦，都应该忍受着痛苦投入到实际生活中去，做应该做的事情，这样就可以在不知不觉中得到改善。如对人恐惧者要忍着发抖的恐惧心坚持与他人接触。不跳入水中当然永远也学不会游泳。如果不忍受痛苦，不坚持去做自己应该做的事情和从事积极、有效、有建设性的活动，症状就永远不可能改善。只有当患者把原来集中于自身的精神能量投向外部世界，在行动中体验到自信与成功的喜悦，症状才会慢慢淡化直到消失。

祖心禅师也有类似的观点，曰："说食岂可饱人。"神经症患者如果不去实践，就如同生病者背着药箱，病体不但不可能自行治愈，还会白白浪费一箱好药材。

心无挂碍，无挂碍故，无有恐怖

此语出自《心经》。意思是：心中没有了挂碍的人，就没有了执着，也就像一个在空中运动的人，不论他抬起右手、放下左脚、快走、慢跑、前进、后退……对他而言，统统没有任何的障碍，心中安然，随处自在，当然也不会有恐惧、焦虑了。下面这则故事说的就是这种情况：

当年，佛陀在陀婆阇梨迦林行走时，牧牛人、牧羊人、樵夫都劝他："不要再往前走了！前面有一个恶贼央掘魔，已经杀了999人了，他现在拿着刀埋伏在前面，他以为再杀一个人凑满1000人，就可以升天了。"

佛陀说："我心里已经不知道什么是恐惧了！"

然后，佛陀继续向前走。

央掘魔远远看见佛陀走近了，他从没见过这么安详自在的人，脸上又充满庄严的光彩，他忽然觉得内心的杀意没了，这是一种前所未有的感觉。

他忍不住对佛陀说："喂！出家人！不要再往前走了。"

佛陀继续向前走。

央掘魔开始着急了，他大叫："停止！停止！不要再往前走了！"

佛陀继续向前走，并且边走边说："我（的心）早就停止了！是你（的心）没有停止！"

就这样，央掘魔仿佛被电击到了，佛陀的一句话引他见到了神秘的内心世界。

神经症患者由于"挂碍太多"，做事过度用力和意念过于集中，结果将平常可以轻易完成的事情搞糟。例如，一篇练习过无数次的演讲稿，在台下背得滚瓜烂熟，可是只要一登台，脑袋就一片空白，一丁点也没有记住，只好灰溜溜地下台；朋友间嬉笑怒骂，一口伶牙俐齿，可是一见陌生人，仿佛是老鼠见了猫，皮毛倒立，说话结巴，声音发抖，脸涨得通红，双腿打颤，有如下文中王观复的表现：

王观复住在昭觉寺，有一天打坐时，听到唤大家结束静坐的打板声，忽然有一个领悟，他就问南堂元静说："有一个领悟，可是人家一问，却说不出来，不知道我的毛病在哪里？"

南堂说："你的毛病就是你'有一个领悟'！"

第八章 疗愈神经症的禅门诗偈

禅门诗偈既是禅，也是诗，是禅学与文学的完美结合。诗偈的宗旨和禅的终极目标一致，都是明心见性，指向开悟。本章精选适合神经症治疗的禅门诗偈，并结合富于启迪性的禅门智慧故事、心理学和精神医学知识，来进行生动形象的体悟与阐释。有心的读者会惊喜地发现，也许其中的一首诗偈就足以让你的心理痛苦释然。

身是菩提树

身是菩提树，心如明镜台，
时时勤拂拭，勿使惹尘埃。

此偈由神秀禅师所作。意思是：我们的身体就像一棵菩提树，要经常扫扫落叶、剪剪枯枝；我们的心就像一座明镜台，要经常擦拭干净，以免我们的灵魂沾上灰尘。

在神秀禅师看来，心的自性本净，但常因尘劳所污，所以要不间断拂拭尘埃，才能还心之本来清净之面目。

从禅定修习的角度看，"时时勤拂拭"意指不断地进行"止观"修习（又称"渐悟禅法"），"勿使惹尘埃"意指消除意识的作用。因为意识具有"分别"的作用，例如，分别出主体与客体的对立、人我的区别。"尘埃"意指贪、嗔、痴三毒。所以，这首偈的深层内涵是：通过一定的"止观"修习后，消除二元对立、我执、法执等障碍，达到所谓的"开悟"状态。现代心理治疗中的"正念"

治疗方法即来源于禅学中的"止观"修习，可谓是"时时勤拂拭，勿使惹尘埃"的具体运用，对神经症患者的治疗具有重要意义。

此外，神秀"时时勤拂拭，勿使惹尘埃"的"禅法"颇合心理学中的精神分析之道。首先，神秀的"渐悟禅法"是一个自修自悟的过程，"净心"是其主要目的之一。而精神分析也要求患者通过自省分析，了解自己内心冲突、焦虑的根源，把症状的无意识隐意和动机揭露出来，使患者意识到症状的真正隐意而达到领悟，并要求从理智上、感情上都能接受，在本质上也是一个"净心"的过程。其次，无论是神秀"渐悟禅法"中的"观照"，还是弗洛伊德精神分析中的"自由联想"，两者都是心灵指向的，都是让潜意识里的内容意识化。

菩提本无树

菩提本无树，明镜亦非台，

本来无一物，何处惹尘埃？

此偈由六祖慧能禅师所作。意思是：菩提本来就不是树，明镜也不是台，原本就什么也没有，哪里有地方会沾上尘埃呢？

在慧能禅师看来，心性本来清净，心外也无尘埃，所以无需修尘去埃。所谓的尘埃都由妄念而起。因此，只要心念一悟（即"顿悟"法门），离却妄念，即刻回归真如本性，到达佛地，即所谓的"若识自性，一悟即至佛地""若识本心，即本解脱"。

从心理学角度看，"菩提本无树"意指放弃对于自己身体的执着，"明镜亦非台"意指放弃对于自性的执着，"本来无一物"意指"我"的本来面目其实什么也没有，"何处惹尘埃"意指本来面目没有沾上尘埃的条件。所以，这首偈的深层内涵是：通过一定的心灵修行，打破"俱生我执"（与生俱来的我执）的障碍后，不但消除了意识，还消除了个人无意识及绝大部分的集体无意识，达到"空"的状态、无我或无我相的状态，烦恼自然也就没有了。正如下面这则故事所说：

> 有一天，魔鬼想要诱惑某一大师，就化身成光明天使，出现在大师眼前说："我是光明使者，上帝派我来，因为你说法度众，功德无量，上帝答应，你的任何愿望都会立刻实现。"
>
> 大师的弟子都感到非常荣耀，更觉得跟对师父了。
>
> 没想到大师淡然地说："你搞错了吧？上帝一定派遣你到别人那里去的。我什么也没有做，让天使登门拜访，实在担当不起。"
>
> 话一说完，魔鬼已经心惊胆战，立刻消失无踪，以后再也不敢接近这位大师了。

如果说神秀的偈达到了"观照"的境界，那么慧能的偈是达到了"觉知"的境界。其强调的"菩提本无树，明镜亦非台"，是根本意义上的超越和解脱；"本来无一物，何处惹尘埃"体现出了他对"空"的证悟。在禅学中，"空"是存在的根本特征，存在是由"空"构成的。如果不能认识到这一点，一个人就不可能充分觉悟。

就神经症的治疗来说，如果我们时时去"观照"自己的身体感受、情绪、念头（时时勤拂拭），明了身体是因缘和合的结果（本来无一物），那么，我们就不会回避和压制头脑中自动出现的各种妄念，也不至于跟着感觉走，当然也不会为身体的病痛而苦恼。因为，一切都是"空"的。可以说，这两首偈是神经症治疗的总纲。

类似诗偈还有庞蕴的：

> 极目观前境，寂寥无一人，
> 回头看后底，影亦不随身。

意思是：修道之路走到最后，彻底无我，连想找出一个"我"也找不到了，再仔细检查，从前因为我执而产生的种种习气也荡然无存了，天地悠悠，何其自在！

王梵志的：

> 观影元非有，观身一是空。
> 如采水底月，似捉树头风。
> 揽之不可见，寻之不可穷。
> 众生随业转，恰似梦寐中！

意思是：人的影子是虚幻不实的，让我们看看产生影子的身体吧，它也一样是空的。这就像"水底月""树头风"，摸不到，抓不着。动手抢它，它就看不见了；睁眼找它，也得不到什么结果。"众生"（一切有情、假众缘而有生的人或物）随着"业"（行动、语言、思想）转来转去，就好像是在睡梦中一样，昏昏沉沉。

慧能没伎俩

> 慧能没伎俩，不断百思想，
> 对境心数起，菩提作么长？

此偈由六祖慧能禅师所作。意思是：我没有什么修行的功夫，也不去断绝脑海里的各种念头，当我面对外境时，我的心就有相应的念头产生，一切是这么自然，我已经没有菩提与烦恼的分别，又哪里会有"我要一天比一天迈向解脱"的想法呢？

慧能在看了卧轮禅师的一首诗偈"卧轮有伎俩，能断百思想，对境心不起，菩提日日长"之后，说："这个人还没有开悟，如果照他的偈子去修行，只会增加更多的挂碍。"然后作了上偈来做对比。

从卧轮禅师的诗偈内容看，他的禅定功夫修得不错，但虽然不起妄念，却不能启发智慧，是一种"枯禅"，修行者又常被称为"俗汉"，与下面公案中的这位禅师相似：

从前有位老阿婆供养了一名修行人 20 年之久，常常让一妙龄少女送饭、照顾。

有一天，老阿婆嘱咐少女娇媚地抱住修行人问他："我这样抱着你，你感觉怎么样呢？"

修行人一本正经地说："枯木倚寒岩，三冬无暖气。"意思是我毫无感觉，就像枯槁的树木靠在寒冷的石头上，你再抱我 3 年也不会动心。

少女回报老阿婆，阿婆说："没想到 20 年只供养了一个不懂修行的俗汉！"

于是赶走他，并一把火烧了茅屋！

许多神经症患者亦是如此，有些人在运用药物治疗的同时，采用"转移注意力"或压制念头的方法，认为自己不再"胡思乱想"了，自己的焦虑症、强迫症已经治好了，而不愿坚持"观呼吸""观情绪""观念头"等正念、观照练习。结果在逐渐减药的过程中，或者遇到应激，甚至在一个人空闲独处时，各种妄念又出来捣乱了。

慧能告诉我们，运用"屏除、断灭诸般妄念"的方法不仅不能消除烦恼，反而会更加束缚自己。因为它是建立在对感官知觉、思想意识的否定和压抑上面。这已经得到了现代心理学实验的证实。例如：

.　哈佛大学有一个著名的"白熊试验"。受试者分为两组：初始表达组和初始压制组。在试验中的一个阶段，初始表达组被要求主动去想一头白熊，而初始压制组被要求尽量避免想一头白熊。结果，初始表达组想到白熊的次数实际上很少，初始压制组反而多次想到白熊。这就证实了压制会引起反弹。另一种试验采取"分心策略"，要求受试者不想白熊，想一辆红色的汽车。这组人想到白熊的次数略微减少了一点，但还是很多。

后来，弗吉尼亚大学做了另外一个试验——失恋试验。失恋的人，过去恋爱中的美好景象总是在脑海中闪回，这使他痛苦，所以他不愿意去回想，问题是他越不愿意回想，越是不由自主地回想。在试验中，让一些失恋的人主动回想过去的美好景象，每天都想 20 分钟，他们却很快从失恋的痛苦中脱离出来了。

157

因此，与卧轮禅师的"能断百思想""对境心不起"相比，慧能的"不断百思想""对境心数起"则活泼、自在得多，心对外界刺激起反应乃是自然现象，否定和压抑它们，不仅违反自然规律，而且在消灭妄心时，也扼杀了里面的真心。

值得注意的是，这里的"不断百思想""对境心数起"，类似于前文中的"无念为宗""无相为体""无住为本"，也与《金刚经》"应无所住而生其心"的精神一致，都是强调：不要压抑自动浮现心头的想法，也不必排斥受外界刺激而兴起的念头，但不可留恋于那些思虑，也不可执着于那些形象；只要不留恋、不执着，就不会造成束缚、产生困扰。

佛法在世间

佛法在世间，不离世间觉，

离世觅菩提，恰如求兔角。

此偈由六祖慧能禅师所作。意思是：佛法的无上智慧就在我们的身边，不需要迷离实际的生活。如果想在生活以外寻找无上智慧，就好像在兔子的头上寻找子虚乌有的角，必定是白费工夫。

慧能提出："若欲修行，在家亦得，不由在寺。在家能行，如东方人心善；在寺不修，如西方人心恶。但心清净，即是自性西方。"意思是：想要修行的人，不一定要出家，在家里就可以好好修行了。在家里就可以修行的人，就像尽管生活在秽土的人却心里都是善念，出家住在寺庙里却不修行的人，就像虽然生活在净土却心里都是恶念的人。只要心是清净的，你所在之处就是净土。他完成了由外在向内在的转化，把对外在神灵、外在秩序、外在逻辑的崇敬变成了对内在心灵、内在感受、内在直觉的体验。简单地说，要想解脱，就必须正确对待烦恼，解决现实问题，不可逃避，即所谓的"烦恼即菩提"。

因此，透过这个偈子，慧能大师似乎要告诉我们现代人：要爱全世界的人类，就得先从身边的人爱起；要饱览异国的美景，就得先从窗外的夕阳赏起；要想达到涅槃、彼岸，就得先从好好吃饭、好好走路、好好睡觉、好好对待你身边的人做起。这与托尔斯泰关于"皇帝的三个问题"的故事内容一致：

一天，有个皇帝想到，只要他知道三个问题的答案，行事就不会再有差错了。

做每件事的最佳时机是什么时候？

与你共事最重要的人是谁？

无论何时，要做的最重要的事是什么？

皇帝下令全国上下遍贴告示：如果有人能回答以上问题，将获重赏。

不少人看到告示便赶往皇宫。每个人的答案都不相同。

有人对第一个问题的建议是，皇帝制定一个详尽的时间表，将每年、每月、每天、每个小时该做的事情都规划好，然后依表行事。只有这样，皇帝才能在对的时间做对的事。

另有人认为，不可能事先计划好所有的事，皇帝应该把无谓的玩乐放在一边，保持对每一件事的关注，这样才能知道什么时候该做什么事。

还有人坚持说，皇帝只靠自己，不可能有足够必要的先见和能力决定什么时候做什么事。皇帝真正需要做的是设立一个智囊团，依照智囊团的忠告行事。

有人则说，有些事必须立即决定，没时间等大家商量，但是皇帝如果想预先知道会发生什么事，应该询问术士和预言师。

众人对第二个问题的答案没有共识。

有人说皇帝应该完全信任臣子，有人认为应该信赖神父和法师，还有人向皇帝推荐医生，也有人对武士充满信心。

第三个问题的答案也是众说纷纭。

有些人说科学是最重要的事业，其他人则坚持说是宗教，还有人主张最重要的是军事技术。

皇帝对所有答案都不满意，一分钱赏赐都没有给。

沉思好几个晚上后，皇帝决定去拜访一位住在山上的隐士，据说他是一名智者。皇帝希望能找到隐士问他那三个问题，虽然他知道隐士从不下山，而且出了名的只见穷人、不愿与权贵有任何来往。于是，皇帝装扮成普通农夫，命令他的随从在山下等候，他独自上山寻找隐士。

到达隐士的住所后，皇帝发现他正在小屋前的菜园翻土。隐士看到陌生人，点头致意，然后继续翻土。体力劳动对他来说显然很吃力。他年岁很大了，每次把铁锹戳进地里翻起土来，都会喘得厉害。

皇帝走近他，说道："我来这儿是想请教您三个问题：做每件事情的最佳时机为何时？与你共事最重要的人是谁？不论何时都要做的最重要的事是什么？"

隐士仔细地听着，但只是拍拍皇帝的肩膀便接着翻土。皇帝说："您一定是累了。来吧，让我帮帮您。"隐士谢过他，把铁锹递给皇帝，然后坐在地上休息。

翻过两行土之后，皇帝停下来向隐士重复他的三个问题。隐士仍然没有回答，但是这次站起来指着铁锹说："你休息一下吧。我可以接着翻。"可是皇帝没有停下来。一个小时过去了，两个小时过去了。最后，太阳开始下山了。皇帝终于放下铁锹，对隐士说："我来这儿是要问您，看看能不能回答我的三个问题，如果您不能做任何回答，请明白告诉我，我也好踏上回家的路。"

隐士抬起头，问皇帝："你有没有听到那边有人在跑？"皇帝转过头。他们看到一个留着白色长胡须的男人从树林里出来，手按着肚子上流血的伤口狂奔。那个男人还没跑到皇帝面前便神志不清地跌倒了，躺在地上痛苦地呻吟。皇帝和隐士掀开男人的衣服，看到一个被砍得很深的伤口。皇帝很仔细地清洗男子的伤口，然后用自己的衣服包扎。可是不到几分钟，血就浸透了衣服。皇帝把衣服洗干净，再次包扎伤口，这样反复了好几次，直到血不再往外冒。

这名受伤的男子终于恢复了意识，向他们要水喝。皇帝跑到下面的河边，带回一壶干净的水。那时，太阳已经完全下山，夜晚的空气开始变冷。隐士帮皇帝把人抬进小屋，放到他的床上。那个男人闭上眼睛，安静地躺着。经过爬山、翻土的漫长一天后，皇帝累坏了，倚着门就睡着了。当他醒来，太阳已经爬上山头。他一时忘了自己身在何处，为何来到这里。他往床那边看去，看到那个受伤的男子正慌乱地看着他。当那个人与皇帝四目相接，他定下神来看着皇帝，轻声低语地说道："请原谅我。"

"你做了什么，要我原谅你？"皇帝问。

"您不认识我，陛下！但是我认识你。我是你的死敌，我立誓要复仇，因为在上次那场战役中，你杀了我的兄弟，抢走我的财产。当我知道你独自上山找隐士，我决定在你回程的路上突袭你，把你杀死。但我等了很久也没有看到你出现，于是离开埋伏的地方想找到你。可是我没有找到你，反而先撞见你的侍从，他们认出我，砍了我一刀。幸运的是我逃脱了，一路跑到这儿来。如果没遇见你，我现在必死无疑。我本想杀你，你反过来救了我一命！我真是说不出的羞愧和感激。如果我活下来，我发誓余生都做您的仆人，我也会嘱咐子子孙孙同样侍奉您。请宽恕我吧！"

看到自己的凤敌这么轻易就和解了，皇帝欣喜若狂。他不但原谅了这名男子，还许诺归还他所有财产，派御医和仆人服侍他，直到完全康复。命令侍从护送男子回家后，皇帝回去见隐士。他想在回宫前，最后一次问隐士那三个问题。

隐士站起来看着皇帝："你的问题不是已经有答案了么？"

"怎么说？"皇帝困惑地问。

"昨天，如果你没有同情我年老、帮我翻土的话，你会在回去的路上被那个人攻击，然后你会深深懊悔怎么没有留下来和我在一起。

"所以，最重要的时刻就是你翻土的时候，最重要的人就是我，最重要的事就是帮我翻土。后来，当那个受伤的男人跑过来时，最重要的时刻就是你照料他伤口的时候，因为要是你不照料他，他就会死去，你也会失去与他和解的机会。同样，他是当时最重要的人，最重要的事就是照料他的伤口。

"记住，最重要的时刻永远只有一个，那就是现在。现在是我们唯一能主导的时间。最重要的人永远就是那个当下和你在一起、在你面前的人，因为谁也不知道将来你是否还会与他共处。最重要的事，就是让你身旁的人快乐，因为这就是人生所追求的。"

神经症患者不明此理，总希望寻找另一个世界，那里没干扰和痛苦；寻找一位神医，他能手到病除；寻找对自己百依百顺的人……结果忽略了身边一切美好的东西。因此，要想摆脱痛苦、消除焦虑，我们唯一需要做的就是面对现实，"怕什么就做什么"，否则就有如慧能所说的"求兔角"了。

了身何似了心休

了身何似了心休，了得心兮身不愁，
若也身心俱了了，神仙何必更封侯！

此偈由无门慧开禅师所作。意思是：修行如果把重点放在身体的解脱，不如着重心的解脱来得究竟彻底，只要心得到解脱了，就自然不必去为身体担心，如果还能更上一层楼，身心都解脱了，就是逍遥自在的神仙，更不必去在意什么佛啊、菩萨啊这些毫无意义的名号。

吴怡先生在《公案禅语》中提出：无门慧开"这首诗的重点在于明心见性，如果我们能明心见性，则心身当然解脱，一切自在逍遥，这已是活佛的境界，还需要什么佛的名号呢？""在这里所谓神仙是指自在的真人，或本来面目。封侯虽然表面意义是指世俗的名位，实际上暗喻一般人心目中的那个佛的名相。因为有成佛的一念，已是把佛世俗化了，正像一般俗人把公侯将相当作一个值得显耀、为人艳羡的目标来追求。所以本则公案写出了禅宗的一个基本态度，就是只重明心见性，而不向外求佛。"

我们的体会是，本则诗偈除了上述见解外，还存在以下意义：（1）无门慧开提醒我们，修行的重点在于修心，至于身的修行并不是最重要的，正所谓"万法唯心造""心静自然凉"；（2）身是心的工具、寓所，当人生不可避免的死亡来临时，身体必然会毁坏，而佛性则是不生不灭的。因此，在必然会毁坏的身体上下功夫，就如同在沙滩上造房子，终归是徒劳无功的。这也是禅家认为心的解脱优于身的解脱的原因所在。当然，如果能够做到心身都解脱，那无疑是最好的。

这两点对神经症和心身疾病的治疗具有重要的指导价值。因为部分患者总不承认自己的症状和痛苦来自于自己的"心理冲突",而责怪外界、周围的人;另一部分患者不重视自己心灵的修习,而把所有注意力都放在自己的躯体上,每天上网查相关疾病信息,每天收看电视养生节目,反复到医院找医生咨询自己的躯体症状,甚至把自己每餐要吃的食物种类、食物数量都规定好……可身体却是越养越糟糕。正如鲁迅说:"无论从哪里来的,只要是食物,壮健者大抵就无需思索,承认是吃的东西。惟有衰病的,却总常想到害胃,伤身,特有许多禁例,许多避忌;还有一大套比较厉害而终于不得要领的理由,例如吃固无妨,而不吃尤稳,食之或当有益,然究以不吃为宜云云之类。但这一类人物总要日见其衰弱的,自己先已失了活气了。"

心理学家弗兰克在德国纳粹集中营中观察到,在生死攸关的极限境况中,维系生存的真正要素不是体力上的强弱,而是精神力量的充足与否。身体原来强健硬朗的狱囚,由于内在精神的颓落消失,无力抵制死神的挑战。反之,躯体看起来弱不禁风的狱囚,因具高度精神力量,反能面对死亡且勇敢地生存下去。

下面是摄影大师郎静山的养生之道,从一定程度上说明了养心比养身重要:

> 摄影大师郎静山,103岁时还精力充沛,有人向他请教养生之道,问他什么东西不吃。
>
> 郎老一脸正经地说:"软的不吃,硬的不吃,两只脚的不吃,四只脚的不吃,天上飞的不吃,水里游的不吃。"
>
> 对方一听,这不是什么都不吃了吗?脸上露出困惑的神情。
>
> 这时,郎老才笑着说:"软的棉花不吃,硬的石头不吃,两只脚的人不吃,四只脚的桌子不吃,天上飞的飞机不吃,水里游的船不吃。"
>
> 对方听了,忍不住笑了出来,原来郎老什么都吃。

如果搞错了"养心"与"养身"的关系,其后果就有如无念深有禅师这则禅诗所说:"四十余年不住功,穷来穷去转无踪,而今穷到无依倚,始悔从前错用功。"意思是:不断努力用功四十多年,这个方法也试,那个方法也用,就是见不到道，如今已到山穷水尽，没有任何方法可用了，我才后悔从前错用功。

类似禅诗还有王梵志的：

> 世无百年人，强作千年调，
> 打铁作门坎，鬼见拍手笑。

意思是：人生不满百年，可是多少人仍然在那里做着千年美梦，他们用铁来打造坚固的门槛，以阻止无常的进入，这种行为只会招致那挡不住的无常之鬼的拍手大笑。

憨山德清禅师的：

> 竹林瓦枕足松风，午睡沉酣梦想空，
> 四体百骸俱作客，不知谁是主人公？

意思是，在竹林里头靠在瓦枕上，享受习习松风，深沉的午睡中没有一点儿梦想，此情此景令人联想到，身体就像旅馆一样，我们只是暂时客居其中，不知道谁才是真正的主人公？

城外土馒头

> 城外土馒头，馅草在城里，
> 一人吃一个，莫嫌没滋味。

此诗由王梵志所作。意思是：城外的土馒头是个超级怪兽，专吃城里的活人，它不必出猎，时间到了活人就自动送到嘴里，每个人早晚都会分配到一个土馒头，你不要嫌它没滋味，土馒头也不会嫌弃你，无论你是普通百姓还是帝王将相。

我们大部分人生活在明日复明日的惯性之下，一直在回避谈论死亡，好像它距离我们自己十分遥远。可是当它不可避免地逼近时，却是那么的巨大、真实和不可抗拒。正如《新世纪之旅》中的印第安巫士唐望所说："死亡永远在那里守着你，永远守着你，直到有一天，它轻敲你的门。"泰国禅师阿姜查说得更具体："我们只是租用这所房子。如果它属于我们，我们可以告诉它不要生病，不要变老，但是它不会理会这些。有了智慧，如果你活着，那很好。而当你必须死亡时，那也没关系。如果医生告诉我，我得了癌症，几个月后会死，我就提醒医生：'小心，因为死亡也会来找你，只不过是谁先离开罢了。'"

在禅家看来，人是因缘和合的产物，生与死其实是一个幻相，我们本有的佛性是不生不灭的。故天童如净禅师的临终遗偈写道："六十六年，罪犯弥天，打个哮跳，活陷黄泉，咦，从来生死不相干！"意思是说，活了66年，自觉犯下滔天罪行，打个哮跳，就活活陷入黄泉，这才发现，原来生死与我不相干。伊斯兰教的圣者哈拉特康也说："死亡的命运根本只是个幻相，而人们一生中都承受着这幻相所带来的恐惧。"

那怎么面对死亡的恐惧呢？

一方面，我们要认识"空性"。正如无趣如空禅师写道："生来死去空花，死去生来一梦，皮囊付与丙丁公，白骨断桥随众，呵呵呵！明月清风吟弄。"意思是说：从生到死，就像空中花一样虚幻，从死到生，就像梦一样了无痕迹，死后这副臭皮囊一把火烧了，烧得干干净净，好让我彻底自由地吟风弄月。疎山光仁禅师也写道："我路碧空外，白云无处闲，世有无根树，黄叶风送还。"意思是说：我要走的路在碧空之外，心情好似白云，无论飘到哪里都一样安然自在，世界上有一种没有根的树，我死了就像飘落的黄叶被风吹到无何有之乡。用时髦的话来说，尽管肉体会死亡，但每个人死后在分子水平上又将重新成为自然的一部分，会重新为未来的世界添砖加瓦。

另一方面，做积极的、有意义的事，可以帮助克服死亡的恐惧。正如成高子病危时所说："愿生时有益于人，死后无害于人。"艾兹拉说的"与其忧虑死亡后会发生什么事，不如在活着的时候治疗内心的死亡"，也是这一意思。下面这则禅学故事说得更具体：

佛光禅师门下弟子大智，出外参学20年后归来，正在法堂里向佛光禅

165

师述说此次在外参学的种种见闻，佛光禅师总以慰勉的笑容倾听着，最后大智问道："师父，这20年来，你老人家还好？"

佛光禅师道："很好。讲学，说法，著作，写经，每天在法海里泛游，世上没有比这更欣悦的生活了。每天，我忙得好快乐。"大智关心地说道："老师，应该多一些时间休息。"夜深了，佛光禅师对大智说道："你休息吧。有话我们以后慢慢谈。"

清晨，在睡梦中，大智隐隐中就听到佛光禅师禅房传出阵阵诵经的木鱼声，白天佛光禅师总不厌其烦地对一批批来礼佛的信众开示，讲说佛法，有时不是在禅堂批阅学僧心得报告，便是拟定信徒的教材，每天总有忙不完的事情。

好不容易看到佛光禅师与信徒谈话告一段落，大智争取这一空当，抢着问佛光禅师道："老师，分别这20年来，你每天的生活仍然这么忙碌，怎么都不觉得你老了呢？"

佛光禅师道："我没有时间觉得老呀。""没有时间觉得老"，这句话后来一直在大智的耳边回响着。

孔子曰："其为人也，发愤忘食，乐以忘忧，不知老之将至。"如果能以这种精神去生活，你还会害怕死亡吗？下面再以日本电影《生之欲》来说明：

电影主人公是一位原本趋炎附势的日本官员渡边，他得知自己患了胃癌，只有几个月可以存活了。以前他的生活是如此狭隘，他的手下甚至给他起了个"木乃伊"的外号，而现在癌症成了引发他觉醒体验的良药。

确诊之后，30年以来他第一次停止工作，从自己的银行账户中取了一大笔钱，准备去灯红酒绿的日本夜店找寻他想要的生活。在挥霍无度又没有意义的享乐之后，他遇到了以前的同事，这位同事当初因工作太过沉闷而辞职，她说她想真正活着。渡边被她的活力和热情所吸引，他追着这位女同事请求她教自己如何真正活着。这位女士告诉他自己痛恨原来的工作是因为那没有意义，她现在的新工作是在一家玩具厂制作玩具，想到她将给许多孩子带去欢乐，她觉得自己浑身都充满了使不完的劲。当渡边告诉这位女士自己得了癌症，即将死去时，她充满了恐惧，立即跑开了，留给他的只是一句飘过耳畔的决定性的声音："做点儿什么吧！"

渡边重新回到自己的工作中，他完全改变了，他拒绝被那些官僚制度所束缚，打破了所有的规矩。他用自己的余生致力于建造一座社区公园，这样，几代的孩子们都能享受于其中了。弥留时，渡边坐在公园的秋千上，虽然下着雪，他却非常平静，他带着全新的活力走向了死亡。

用美国心理学家欧文 D. 亚隆的话说，是"波动影响"，即创造一些可以传递给他人并丰富他人人生的事物改变了渡边，使他对死亡的恐惧转变为内心深深的满足感。在本电影中，真正传递给后代的是那座公园，而不是渡边的身份，他的身份并不重要。

我们体会，"波动影响"的观点对克服死亡恐惧非常有价值。所谓"波动影响"是指我们每个人，即使没有意识层面的目标或这方面知识，也都会形成中心影响力，影响周围的人许多年甚至许多代。换句话说，我们对其他人的影响会再传递给更多的人，就像池塘中的涟漪一样一圈一圈地扩散出去，直到再也看不见，即便如此，在微小的分子层面这些波依然在传递着。我们平常所说的"有什么样的父亲就有什么样的孩子""他的孩子跟他就像一个模子刻出来的似的""从她的朋友中找寻她的身影"，其实就是"波动影响"。

因此，要想克服死亡恐惧，要么去悟"空性"，要么开始做些积极的、有意义的事。

黄叶任从流水去

黄叶任从流水去，白云曾便入山来，
寥寥岩畔三间屋，两片柴门竟日开。

此偈由中峰明本禅师所作。意思是：凋零的黄叶就任你随流水而去，流浪的白云在你方便的时候就入山来吧！坐落在巨岩畔简简单单的三间茅屋，两片柴门整天都打开着，随时等候你的到来，当你要走时，随时可离去。

中峰明本提醒我们，凡事顺其自然，该来的让它来，没必要欢呼雀跃；想走的任它走，没必要眷恋不舍。因为世界本"空"，我们又何必执着呢？正如《庄子》里的一则故事所说：

> 子祀、子舆、子梨、子来四人，有一次在一起说话："谁能把虚无当作头，把生当作脊椎，把死当作脊椎的尾骨？谁知道生、死、存、亡是同为一体？如果有这样的人，那我就和他做朋友。"四人说完便相视嘻嘻笑，一付臭味相投的样子。
>
> 过了几天，子舆忽然得了一种"拘挛"的怪病，身体弯曲像是驼背的人。子祀前去看望他，一见面就说："真是伟大呀，造化把你弄成这副样子！"子舆心里也毫不在乎，他走到井边照自己的影子，也说道："真是伟大，造化把我弄成这副样子。"
>
> 子祀问子舆说："你讨厌现在这样子吗？"
>
> 子舆说："哪里会呢？假如造化把我的左膀变做鸡，我就叫它报晓；假如造化把我的右膀变成弹丸，我就用它打鸟，烤了吃。假如把我的脊柱尾骨变成车轮，把我的精神变作马，那我就乘坐着它走路，再也不用其他的马车了。"
>
> 过了不久，子来也生病了。呼吸很急促，眼看就快死了。他的妻子抱着他哭泣。子梨前往问候，对子来的妻子说道："走开点儿，不要惊动他的变化。"说罢，靠着门对子来说道："伟大的造化，又要把你变成什么呢？要把你变做老鼠的肝呢？还是虫子的翅膀呢？"
>
> 子来说："人都是自然所生的，所以，自然叫我们到哪里，我们就到哪里。大自然赋予我形体，活着的时候，要我勤劳，年老的时候，要我安逸；死的时候，要我休息。所以，如果我认为生是好的，那死也是好的啊！譬如铁匠在打铁的时候，他要把铁打成什么，便是什么。如果铁不肯顺从，自己跳起来说：'我要变成宝剑，我要变成宝剑！'那么铁匠就会认为这块铁是不祥的了。现在我从造化得到人形，如果我就坚持对造化说：'我永远要是个人形，我永远要是个人形！'那么造化必然认为我是不祥的了。所

以，天地是一个大铺子，造化是个打铁匠，我死之后，变成什么不可以呢？我是在梦中得到了大觉悟哩！"

庄子也提醒我们：我们的心，不可被疾病所拖累，不可被疾病所迷惑。如果被拖累、被迷惑，那就会违反自然规律，甚至加重病情。这种观点与现代心理学的"矛盾意向法"相似，对神经症的治疗非常有效。例如：某患者是位秘书，他曾因"写字时手发抖"看过许多医院和医生，没什么效果。后来他到了我们门诊，极度绝望，说手几乎残废，还不如自杀算了。经了解，他患"书写痉挛症"多年，最近情况变得更严重了，甚至面临被解雇的危险。只有迅速治好病，才能保住他的饭碗。我们就建议他：做与平常所做相反的事，就是干脆不去想如何整齐漂亮地书写，而是尽可能地去涂鸦。书写时要对自己说："现在，我要让大家看看，我是个多么糟糕的文书！"在他想尽可能地乱涂时，反而做不到了。"我试着去乱涂，但就是做不到。"第二天他这么说。不到一周工夫，他就摆脱了病症的困扰，以后也没有再犯。他又成了一个快乐的人，完全能够胜任目前的工作。

类似诗偈还有中峰明本禅师的：

> 人生犹如幻中幻，尘世相逢谁是谁？
> 父母未生谁是我？一息不来我是谁？

意思是：人生就像幻相中的幻相，本来已是虚幻的存在，人们又投射了虚幻的想法，使得宇宙人生的真相变成谜中谜，在尘世中人与人相逢，谁知道谁是谁呢？父母还没有生下我之前，谁是我呢？当我死后，我又是谁呢？

万事无如退步人

> 万事无如退步人，孤云野鹤自由身，
> 松门十里时往来，笑揖峰头月一轮。

此诗由慈受怀深禅师所作。意思是：世界上最好的事也比不上懂得退一步的人，他就像孤云野鹤一般保有自由之身，时常往来于松门十里的广大自然风光，峰头一轮明月是知己，陪伴他一同欢笑。

慈受怀深禅师曾作了12首退步诗，每一首都具有深意，例如第十一首"万事无如退步眠，放教痴钝却安然，漆因有用遭人割，膏为能明彻夜煎"。意思是：有太多的知识、见解，反而会害惨自己，不如痴痴钝钝，还能安然于道。这与老子的"无为"思想不谋而合。神经症患者往往由于有关疾病的知识太多而烦恼不断。

"退步"的一层意思是不要对抗，学会接纳和体验。正如洞山良价写道："青山白云父，白云青山儿，白云终日倚，青山总不知。"意思是说：青山孕育了白云，白云起源于青山，奇妙的是，白云终日依偎在青山身边，青山却不知不觉，因为不动的青山与变幻的白白云早已融为一体。伊曼纽也说："一个人并不需要逆风挺立，他退让而变成风的一部分。"现代诗歌《野天鹅》也表达了这一思想：

你不必做得很好。

你不必跪行在绵延千里的沙漠之中，不停地忏悔。

你只需让你柔软的身躯感受身边的一切。

告诉我你的绝望，

我也会告诉你我的绝望。

与此同时，世界运转不息。

与此同时，太阳和雨中的鹅卵石

都向着新的风景移动，过草原和幽深的树林，

还有山峰和河流。

与此同时，那些野天鹅，高飞在清澈蔚蓝的天空，

又一次向着家的方向。

无论你是谁，有着怎样的孤独，

世界都向你展示着它自己，

呼唤你，就像野天鹅的声音，粗糙刺耳也令人振奋——

一遍又一遍地唱着你在万物中的位置。

"退步"的另一层意思是从外在退回到内在，回到心的原点，回到人人本具的本来面目，过着符合天性的生活方式。正如笑岩德宝禅师所写："诸佛出于世，唯为大因缘，屙屎并放尿，饥餐困打眠。目前紧急事，人只欲上天，谈玄共说妙，遭罪复输钱。"意思是说：诸佛出现在世界上只为一个大因缘，那就是吃饭、睡觉、大便、小便。可是现在的人不重视这些，喜欢谈玄说妙，只想凭空上天堂，这真是大错特错啊！

类似诗偈还有布袋契此禅师的：

> 手把青秧插满田，低头便见水中天，
> 心地清净方为道，退步原来是向前。

意思是：手上把着青秧要插满田，低头就看见天空倒映在田水中，原来低头就可以看见天空！人世间的事情没有绝对的好与坏，只要心地清净，这个世界就跟着清净，我一边插秧一边向后退步，不知不觉就把青秧插满田了，表面上的退步原来是向前进的啊！

他人骑大马

> 他人骑大马，我独骑驴子，
> 回顾担柴汉，心下较些子。

此诗由王梵志所作。意思是：看到别人骑着高人一等的骏马，再看看自己骑着破驴子，正想叹气时，回头却看见还有担柴步行的人，依然快乐自在，我完全明白，人们在世上生活的好坏由心内决定而不由心外，心情马上变得不那么自卑了。

"比上不足，比下有余"，是许多国人常用的自我安慰方法。如果以这个观点来看，不幸的人永远可以找到更不幸的人来证明自己不是最不幸的。然而，这样获得的幸福感是暂时的、表面的。因为，心灵深处的安全感并不是寄托在"比较的虚幻基础"上。如果能减少主宰欲，一切只是随缘、任运、自然，始终保持怡然自得之心做个真实的自我，这样的满足感就接近了心理学家马斯洛所提出的"自我实现"。

许多禅师都是如此，强调保持"自我"。吴山净端禅师就是其中非常典型的一位，他写道："松竹青青古涧深，结茅为屋号归云，自从参遍官僚后，野老无心见贵人。"意思是说：深山里松树竹林郁郁青青，我在此结茅为屋，将这茅屋名为归云居，自从参遍官僚之后，我这老头子再也无心去见什么贵人了。诗人王维也写道："木末芙蓉花，山中发红萼，涧户寂无人，纷纷开且落。"意思是说：树梢的芙蓉花，默默在山中开出红艳花蕊，没有人知道它，欣赏它，芙蓉花依然灿烂地开放，也安分地陨落。我们的人生也是如此，"纷纷开且落"，贵如帝王也不能逃脱，何不向芙蓉花学习一下呢？

类似的禅诗还有长庆慧棱禅师的：

> 万象之中独露身，唯人自肯乃方亲，
> 昔时谬向途中觅，今日看来火里冰。

意思是：真理那么明显，在包罗万象中一眼就看到它，然而，如果人们自己不敢肯定，就算真理在眼前也会当面错过，当我以前还不敢肯定"就是这个"时，我荒谬地在路途中寻觅真理，今天看来，那就像想在炽热的火焰里寻找寒冷的冰块一样荒唐。

但能放下自天然

> 空山寂寂绝诸缘，不学诸方五味禅。
> 参者不须向上求，但能放下自天然。

　　此偈由憨山德清禅师所作。意思是：悠闲地住在远离诸缘的深山里，不再到处参访学习各种禅法了，有一句话送给参禅的朋友，佛性本自具足一切，你不需要再向上求什么，只要"放下"，自然就可以见到佛性了。

　　"但能放下自天然"，这是多妙的禅语啊！可是又有几人能做到呢？正如白云守端禅师写道："为爱寻光纸上钻，不能透处几多难？忽然撞着来时路，始觉平生被眼瞒。"意思是说：喜欢寻找光明的苍蝇一直朝着窗纸钻去，它觉得奇怪，为什么光明在眼前就是钻不过去呢？直到忽然误撞着来时路而飞出去，才发现原来这一生都被眼睛欺瞒了。

　　很多神经症患者就像苍蝇一样，不肯放下头脑中的妄念，不肯停下向外追求的脚步，最终失去了回家的路径，无法恢复本来清净的自性。有如《庄子》中"邯郸学步"这则寓言所说：

　　　　一燕国人听说古都邯郸人走路姿势很漂亮，便来到邯郸学习邯郸人走路。未得其能，又忘记自己的走路姿势，最后爬着回到了燕国。

　　在神经症的治疗中，禅家的"放下"具有很大的运用空间，与"矛盾意向法"有些类似。例如，强迫症患者往往在与困扰他的意念做斗争。但是，越斗争就越强化强迫意念的力量，因为作用力增强了反作用力，症状再次被强化。正所谓："哪里有压迫，哪里就有反抗！"但是，一旦患者"放下"了和强迫症做斗争，转而以嘲弄的方式去取笑它，给它取个可爱的名字如"调皮的孩子""捣蛋鬼""骗子""亲爱的朋友"等，那么恶性循环就会终止，症状开始减轻，最终治愈。

　　如果做不到完全"放下"，至少也不要妄为。正如乌石世愚禅师写道："时时觌面不相逢，吃尽娘生气力穷，夜半忽然忘月指，虚空进出日轮红。"意思是说：佛性，我们的本来面目，时时与它相见却不能相逢，就算有心想与它碰在一起，费尽全身力气也毫无办法，直到夜半时分，我忽然忘记了追求佛性的想法，也忘记了佛性的存在，虚空中就进出红艳艳的日轮。

　　类似诗偈还有酒仙遇贤禅师的：

长伸两脚眠一寤，起来天地还依旧，

门前绿树无啼鸟，庭下苍苔有落花。

意思是：舒舒服服地两脚一伸，好好睡个觉吧！别担心醒来的时候，地球仍然在转动，门前的绿树没有鸟儿鸣叫依然亮丽，庭院下苍苔上有落花，落花也很好。

只今便道只今句

过去事已过去了，未来不必预思量，

只今便道只今句，梅子熟时栀子香。

此偈由石屋清珙禅师所作。意思是：过去的事情已经过去了，无须后悔，未来的事情还没来，无须预先担心，现在最重要的就是"活在当下"，好好品味那梅子成熟时，栀子花飘扬的香气。

这首偈强调"活在当下"，可谓是《金刚经》中"过去心不可得，未来心不可得，现在心不可得"的极好诠释。《圣经》里也有类似说法："不要为明天忧虑，因为明天自有明天的忧虑，一天的难处一天当就够了。"意义疗法心理学家弗兰克在《活出生命的意义》一书中形象地描述了自己在集中营的一次"活在当下"的体验：

有天傍晚，我们已经捧着汤碗，疲累万分地坐在地上，一个难友冲进屋里，叫大家跑到集合场上看夕阳。大伙于是都站到屋外，看到西天一片酡红，朵朵云彩不断变幻着其形状与颜色，整个天空真是绚烂之极、生动万分……大伙屏息良久，一个俘虏才慨然一叹："这个世界怎会这么美啊！"

神经症患者恰恰与此相反，他们活在未来的期待与恐惧、过去的眷恋与懊恼之中，好像缺乏体验当下的能力似的。难怪法国雕塑家罗丹说："这个世界不是缺少美，而是缺少发现美的眼睛。"

类似的诗偈还有龙牙居遁禅师的：

> 木食草衣心似月，一生无念复无涯，
> 时人若问居何处，绿水青山是我家。

意思是：远离人群杂居的秽地，大自然母亲早已命植物们为我们备好衣食，没有了任何物质上的欲望，我的心就像月亮一样明净，这一生我没有打算也没有什么生涯规划，老有人问我住在哪里，绿水青山就是我的家啊！

无名尼的：

> 尽日寻春不见春，芒鞋踏破岭头云，
> 归来偶把梅花嗅，春在枝头已十分。

意思是：花了很长时间到各地寻找春天，越找春天越是找不着，直到芒鞋踏破了，再也无处可找了，我也死心了……在回家的路上，偶然拈起一株梅花，幽香袭人，原来春天早就在枝头上了。

第九章　疗愈神经症的禅门故事

故事是我们理解世界的缩写，精彩的故事让人可以快速掌握关键与重点，好的故事几乎都拥有某种异质生命的对照效果。历代禅师在教育学人过程中留下了不少这样的故事，许多禅学故事能在语言构建的世界和超越语言的体验世界之间搭建桥梁，指出神经症患者的心理冲突和人们之间的误解以及阐明这些问题的原因和结果。而且，不像现代复杂的心理治疗理论与技术，禅学故事不太强调理性和逻辑，而是更多地注重直觉和当下领悟，更容易为患者接受。

本章精选适合神经症治疗的禅门故事，并结合心理学和精神医学知识，进行生动形象的体悟与阐释。有心的读者会惊喜地发现，也许其中的一则故事就足以让你的痛苦得以释然。

日面佛与月面佛

> 马祖禅师身患重病，卧床不起。
> 很担心他情况的院主前来探望，问候说："老师，最近身体如何？"
> 马祖回答："日面佛，月面佛。"

日面佛、月面佛是《三千佛名经》中出现的佛名。日面佛有 1800 岁的寿命，月面佛却只能活一昼夜。马祖的回答主要是想打破我们对寿命长短的成见。庄子有类似观点，曰："莫寿乎殇子，而彭祖为夭。"意思是，万物皆为相对，只在于角度不同，早夭的人可以视为长寿，而彭祖也能被说成短命。马塞尔·普鲁斯特也说："发现之旅不在于寻找新的景观，而在于有新的眼光。"

美国缅因州 18 岁少年本·班杰明是很有天分的音乐家，他除了会演奏低音单簧管、小号外，也会巴松管、萨克斯和英国手风琴，原本已经计划要到宾夕法尼亚州的葛底斯堡学院学习低音单簧管，没想到却因为拔智齿后，出现了疼痛难忍和红肿的典型术后反应，并在 48 小时后病情恶化，葬送了性命。他的父亲表示，18 年的生命虽短，但也是完整的人生，只是心痛班杰明走得太快太痛苦了。班杰明父亲的评语正是马祖生死观的最好注解。

马祖将日面佛与月面佛并举，可能想传达的意思是：他每天都命在旦夕又长命千岁。这貌似矛盾的看法，却是我们对生命应该有的活泼看法。正如印度圣雄甘地说："像你明天会死亡般生活，像你能永远活着般学习。"意思是说，因为随时可能死亡，所以我们应该热爱生活；因为可能活得长长久久，所以我们要耐心学习。尼采也留下了类似的话："不必在意一日的长短——只要你在这段时间内有着多彩多姿的生活，你将会发现，有一百个口袋可用于填装它们。"

禅学最主要的目标之一就是"了脱生死"，类似马祖关于生死的观点在禅学典籍中很多。如：

> 赵州禅师参加一个和尚的葬礼，在送葬途中叹说："许多的死人送一个活汉。"

这似乎也是一种矛盾的说法。哲学家尼采也有类似观点："有些人要在死后才出生；而更多的人虽然活着，却如行尸走肉，心如死灰，也是虽生犹死。"能够这么想，就不会对生死有那么深的执念了。

有人问 17 世纪的日耳曼哲学神学家包默："肉体死亡之后，灵魂要到哪里去呢？"包默回答："它没有到任何地方去的必要。"活着时，认真地生活，让自己觉得满意，那么死亡就是一个"完美结局"。怎么还会希望有"续集"呢？还会想要到别的地方去呢？

史蒂夫·乔布斯也提出，"'记住你即将死去'是我一生中遇到的最重要的箴言，它帮我指明了生命中重要的选择。因为几乎所有的事情，包括所有的荣誉、所有的骄傲、所有对难堪和失败的恐惧，都会在死亡面前消失"；"你们的时间很有限，所以不要将它们浪费在重复其他人的生活上。不要被教条束缚，那意味着你和其他人思考的结果一起生活。不要被其他人喧嚣的观点掩盖你真正的内心声音。最重要的是，你要有勇气去听从你直觉和心灵的指示——它们在某种程度上知道你想要成为什么样子，所有其他的事情都是次要的"。

未上树之前是怎么样的

一日，香严禅师对众徒说："求道之人就好比用牙齿咬住树枝，高吊在半空中，下面有人在问什么是祖师西来意，你不回答就表示你不知道，但一开口就会掉下来摔死，请问这时该怎么办？"大家都不知道该怎么办。虎头招上座说："且不必问他在树上怎么办，但请告诉我，他未上树之前，是怎么样的？"

神经症患者喜欢想些莫名其妙的问题。例如，疾病恐惧者因胃部不舒服已进行多次血液学检查、胃镜检查、腹部 B 超检查，仅发现慢性浅表性胃炎，没大的问题；但还是不放心，一边嘴巴中念叨着"把疾病交给医生"，另一边又想着"万一医生没发现呢？"很多人被诸如此类的问题搞得像"用牙齿咬住树枝，高吊在半空中"的那个人。

怎么办呢？问问你自己：你本来在树下不是好好的吗？谁叫你闲着没事，被引诱到树上去？还是该做什么便做什么去吧。正如心理学之父威廉·詹姆斯说："天才的本质是知道该忽略什么。"当知道什么不必思考后，就绝不会去思考。

1950 年，美国有个电视节目名为《最后两分钟》，邀请名人上节目畅谈："假设你的生命只剩下最后两分钟，你将做什么？"很多名人都应邀出场，说得惊天动地、唾沫横飞。电视台也邀请了爱因斯坦，但爱因斯坦却拒绝了，他在回复制作单位的信里说："我无法参加你们的《最后两分钟》节目，因为我觉得人们如何使用他生命中的最后两分钟，对我来说，似乎不怎么重要。"

类似故事在禅学中有很多，下面再举两例：

　　齐安禅师问众人："以虚空为鼓，用须弥山做槌，有什么人能打这样的鼓？"大家都不知如何回答。有人拿这个问题请教南泉禅师。南泉禅师说："老僧不打这个破鼓！"

　　一个和尚问："一个人在孤峰上住时，该怎么办？"云居禅师答："你有7间房子空在那里不去住，谁要你一个人住到孤峰上去了？"

到火炉里避暑

　　某个夏天，曹山慧霞禅师对侍立在旁的僧人说："悟道的人，无论多么炎热，也不受影响。"

　　僧人说："是的。"

　　慧霞又说："那么，如果现在炎热至极，你要到什么地方去躲一躲好呢？"

　　僧人说："就往大火炉的炽热煤炭里躲避吧！"

　　慧霞说："煤炭既然炽热无比，怎么躲得了热呢？"

　　僧人说："在那里，众苦都不能到啊！"

　　一般地说，要避暑应到阴凉的地方，如幽林之内、碧山之巅，至少也要留在空调房中吧。僧人要躲到炽热的火炉中避暑，但大火炉里比天气热，怎么躲呢？

　　其实，故事中的炎热象征的是人世的痛苦、烦恼，"诸受皆苦"，痛苦和烦恼是躲不了的，必须直接面对，甚至须纵身一跃，直入痛苦和烦恼的核心。因为遇到大烦恼，原先的小烦恼根本就不算什么。

　　一个为鼻子长得太塌而烦恼的人，当他知道自己得了肺癌后，就不会再为鼻子太塌而烦恼了。一个为失眠而苦恼的家庭妇女，如果需要每天为生计而奔波，就巴不得自己变成不用睡觉的机器人。因此，一个人会觉得烦恼，是因为他有时间烦恼；一个人会为小事烦恼，是因为他还没有大烦恼。正如哲学家叔本华说："要判断一个人幸福与否，必须问的不是他为何愉快，而是他为何烦恼。让他烦恼的事物越是平凡细微，那就表示他越幸福。因为一个真正的不幸者，是根本没有心情去觉察那些琐碎小事的。"

我国著名的精神医学家许又新教授也提出："不信佛的人念烦恼经，不信上帝的人用烦恼代替祈祷。"并进一步写道："我们来看看什么时候没有烦恼：（1）体力活动相当剧烈时，例如：体育锻炼，体力劳动；（2）强烈情感体验时，不论是喜是悲，也不论是怒是惧，只要够强烈，烦恼就烟消云散；（3）身体急性疼痛时，例如，沸油烫了手或者患急性病身体不适时，例如，一天跑20次厕所，一个劲儿地拉稀；（4）生理匮乏时，如饥、渴、冷、困等；（5）聚精会神时，例如陈景润正在演算，倒爷正在思考发财的窍门；（6）实际事务叫人忙得不可开交时。病人不想要烦恼，上面的6样随他挑。"

在禅家看来，"万法由心造"，烦恼与否的关键在于"心"的感受，不在于外面的环境，正所谓"安禅何必须山水，灭却心头火自凉"。因此，要想不再烦恼，釜底抽薪之计当然是去妄存真，直接面对它，彻底"放下"它。正如圣严法师所说："遇到烦恼要面对它、接受它、处理它、放下它；不自找烦恼，就是智慧。""有烦恼的时候，不要把它当成困扰，就没有烦恼。"

唐伯虎诗说："人生七十古来少，除去年少和年老。中间所剩已不多，还有一半睡去了。"我们还有时间为失眠、人际关系、躯体症状而烦恼吗？哲学家尼采也说："一个人知道自己为什么而活，就能忍受任何生活。"

行脚僧与独眼龙

一位行脚僧到某寺参访，住持师兄不在，由瞎了一只眼的师弟出面接待。两人见面都不发一语，在一阵比手画脚后，行脚僧就欣喜地向师弟礼拜而去。

行脚僧在路上遇到住持师兄，特别停下来称赞他师弟是个道行高深的禅师。行脚僧说："见到贵师弟时，我先竖起一指，表示大觉世尊，人天无二；他就竖起二指，表示佛、法乃是一体的两面；然后，我又竖起三指，表示佛、法、僧三宝，缺一不可；他看了，立刻在我面前竖起拳头，表示三者都是由一悟而得。我为之技穷，只好礼拜告退。"

一切尽在不言中。真是"行家一出手，便知有没有"，能够用这种方式切磋，想必让人感到非常贴心。师兄回到寺，师弟却怒气冲冲地说："今天来了一个无理的行脚和尚，他一进门，瞄了我一眼，就竖起一指，讽刺我只有一只眼睛！我心想来者是客，不跟他计较，就竖起二指，表示他有两只眼睛是种福气！谁知道他得寸进尺，竟然又竖起三指，明指我跟他两个人还是只有三只眼睛！我见他欺人太甚，就举起拳头，准备揍他一顿，他才急忙向我行礼溜掉了！"

师兄听后，不禁哑然失笑。

文中行脚僧和师弟对同一个现象做了截然不同的认知和解释，而产生了南辕北辙的情绪反应和评价。著名心理学家艾利斯提出，事件（A）本身并非是引起情绪反应或行为后果（C）之原因，而人们对事件的不合理信念（B）（想法、看法或解释）才是真正原因所在。与上述故事类似，下面这则民间故事也说明了不同的认知模式产生了不同的结果：

两个秀才一起赴京赶考，路上遇到了一支出殡的队伍，看到了一口黑乎乎的棺材。其中一个秀才心里"咯噔"一下，凉了半截，心想：完了，真倒霉。于是心情一落千丈，那个"黑乎乎"的阴影一直挥之不去，结果，文思枯竭，名落孙山。

另一个秀才看到那个"黑乎乎"的东西时，心里也"咯噔"了一下。但他转念一想：棺材，官……财……噢，那不是有"官"也有"财"嘛，好兆头啊！于是情绪高涨，走进考场，文思泉涌，果然一举高中。

回到家里，两人都对家人说：那"棺材"真是好灵验！

第一个秀才在考场上文思枯竭是因为情绪不好，而情绪不好是因为他碰见棺材后认为是"触了霉头"；而另一个秀才在考场上文思泉涌是因为情绪兴奋，而情绪兴奋是因为他碰见棺材后认为是"好兆头"。

从禅学角度看，不同的认知模式，来自不同的"识心"，也在反映不同的个性。个性主要来自经年累月的习染与循环：心胸宽大者，对他人的言行会往好的方面去想，觉得每个人都很不错，一切看起来都很顺眼，心情因而轻松愉快，结果心胸就变得更宽大；而心胸狭窄者，则尽往坏处去想，觉得每个人都很可恶，一切看起来都不顺眼，心情紧张恶劣，结果心胸就更狭窄。

你要良性循环呢，还是恶性循环？或者要打破一种循环进入另一种循环？存乎你的一"心"。

没有生死

有一个和尚问日本妙心寺的开山禅师："如何能脱离生死束缚之道？"

开山禅师回答："我这个地方，并没有生死。"

生死问题一直是古今宗教学家、哲学家和科学家共同关注的课题。在禅家看来，人是由地、水、火、风因缘和合而成的，佛性不生不灭，躯体只是一具皮囊而已。就像哲学家罗马皇帝奥略留斯所说："我是由因缘与物质而形成的，两者都不会破灭而归于无，因为两者都不是无中生有的。所以我的每一部分，将会经过变化而成为宇宙的某一部分，然后再变成另一部分，以此类推以至无穷。"这种生死观也与庄子"生者寄也，死者归也"的观点相似：

庄子的太太死了，人家来看他，都来吊唁，而庄子却敲着盆子在唱歌。想想，少年丧父，中年丧妻，老年丧子，这应该是人生最悲哀的事情。所以人们不解，认为他应该哭得不得了，伤心得不得了，但他却高兴得不得了。人们问，你为什么高兴啊？庄子说，她多好啊，她回家了，我还没有回家，所以我替她高兴地唱歌。

从现代物理学"质能不灭"的观点来看，万物的生或死，不过是组成它们的分子和原子的重新排列组合而已。如果能这样想，那就没有"生"与"死"了。

患疾病恐惧者的深层原因就在于"怕死"，"怕死"的根本原因又在于不明"空性"，不知"我本无生"。正如下面这则故事所说。

有一天，一个身后跟着很多随从头戴高帽、身穿戎装的异人，步履轻盈、神色从容地前来，说要参见元珪禅师。

元珪禅师看他容貌奇伟、举止异常，就说："善哉！贵客为何而来？"

对方说："大师难道不认识我吗？"

元珪说："对佛与众生，我都一视同仁，没有分别，怎么能认出你是谁呢？"

对方说："我是这里的山神，能主宰人的生死，大师岂能将我一视同仁？"

元珪说："我本就无生，你又怎么能让我死？我看待我的身体如同虚空，看待你也跟我一样，你岂能毁坏虚空和你自身？即使你能毁坏虚空和你自身，我也是不生不灭的。如果你连这都做不到，又怎么能主宰我的生死呢？"

这种"不生不灭"的观点已得到了现代物理学的证实，我们还有必要为死亡、生病而焦虑吗？这也是玄沙禅师"人死之后，如水归水"的含义：

玄沙禅师在路上遇到雪峰禅师，雪峰禅师说道："有一个远道而来的僧人，昨天晚上不幸去世了，我心里感到很难过，这让我想起了前几天有人问我的问题。"

玄沙禅师说道："是什么问题？"

雪峰禅师说道："他问我，人死之后怎么样了？"

玄沙禅师问道："你怎么回答他？"

雪峰禅师说："我对他说，人死之后，如冰归水。"

玄沙禅师转过身，看着一片漆黑的夜空，缓缓地说道："嗯，这样说有一定的道理，可是我却不这么认为，尽管如此，你的回答还是给了我一些启示。"

雪峰问道："那怎么回答呢？"

玄沙低头双手合十并说道："人死之后，如水归水。"

雪峰听完，万分钦佩。

第二天，有个和尚问玄沙道："我的真正生命是什么？"

玄沙冷漠地回答道："你要你真正的生命做什么呢？"

有一个不忙的

云岩禅师正在扫地，沩山禅师看到后上前问道："太忙了点吧？"

云岩回答："有一个不忙的。"

沩山说："这样就有第二个月亮了。"

云岩竖起扫帚说："这个是第几个月亮了？"

沩山一句话不说，转身离去。

这则故事有两层意思：一层意思是关于"真我"与"假我"的问答。云岩说他"有一个我忙，另一个我不忙"，意思是说，在忙的是识心或假我，而不忙的则是真心、自性或真我。沩山则指出识心与真心不应有所分别，否则就是有"两个月亮"。

从现代心理学精神分析学派的观点看，"真我"与"假我"的关系有点类似潜意识与意识的关系，在忙碌的意识活动背后，还隐藏着"另一个自我"。正如弗洛伊德在《自传》中写道："给我印象最深刻的，莫过于得知在人类的意识后面，还可能隐藏着另一种极为强而有力的心智过程。"这一观点得到了催眠实验的证实。

斯坦福大学心理系的希加德教授是位催眠大师。他在将人催眠、让对方好像丧失自我意识而完全听命于他后，忽然柔声问被催眠者："你虽然已被我催眠，但你体内是否还有'某一部分'对这一切都很清楚？如果有，请把你右手的食指伸出来。"结果，在众目睽睽之下，那个好像行尸走肉的被催眠者真的伸出他右手的食指。

另一层意思是关于禅修"观照"问题的问答。"太忙了点吧？"沩山意在询问云岩是否在工作的瞬间丧失了觉知和警敏，是否过于沉沦在事务的漩涡里，内在是否被外境所牵引？"有一个不忙的"，云岩的意思是，我在扫地的同时仍然维持着观照，那个忙碌仅限于外在，我看着自己的一举一动，我的觉知如如不动；"这样就有第二个月亮了"，沩山提醒他，你的观照只是一种粗浅层面上的观照，它仍然是你思维中的一个念头；"这个是第几个月亮了？"云岩的意思是，对我来说，扫地的人、所扫的地、扫帚、把地扫干净的目的都是一个整体，没有主客体之分了。

综合上述两层意思，本则故事强调：我们可以通过禅修的"观照"训练，打开横在意识与潜意识之间的那扇封锁的门，让潜意识的内容意识化，使那个不忙的"真我"与外在忙碌的"假我"和谐相处。否则，如果各个"我"都忙碌，就像俗语"山中无老虎，猴子称大王"一样，会出现各种各样的混乱局面。正如下面这则故事所说：

有一栋豪华大宅，屋内应有尽有，但是主人云游在外，家里的佣人、女仆没有主人的监督，就开始胡作非为。厨师不烧菜跑去种花，园丁不种花跑去扫厕所，清洁工不扫厕所跑去修理水电，水电工不修水电跑去厨房烧菜……每个人都在工作，可是都没有在适当的位置上工作，大家都很辛苦，可是整栋大宅被搞得乌烟瘴气。

有一天，电话响了，每一个人都争先恐后去抢电话，因为这栋华屋设备齐全，每个人手上都握着电话分机。

"喂，请问你家主人在家吗？"

说也奇怪，每一个人都忘了自己是谁，不约而同地说："喂！我就是，请问有什么事？"

他们都没有听出来，那通电话是主人打回家的。

这个故事就是神经症患者的人生写照。他们的"真我"被深埋在潜意识里，有许多个"妄我"（如负性情绪、各种妄念）在当家做主，但这些"妄我"都无法发挥主人的能力，只会把家弄得乱七八糟。要想让自己安宁，就需要破除假我的幻相，找出"真我"的本来面目。

呼唤主人公

> 瑞岩禅师每天都自己呼唤："主人公！"
>
> 然后又自己回答："是！"
>
> 接着又对自己说："保持清醒啊！"
>
> 然后又自己回答："是！"
>
> 最后又说："以后不要被别人骗了！"
>
> 再自己回答："是！"

尽管这样的自唤自答显得有点故弄玄虚，但也表示瑞岩禅师觉得他有两个我，一个是不太清醒、容易受骗迷失的妄我，另一个是能对妄我起监督作用的真我。

这种呼唤有些像浊世中的一股清音，提醒自己保持一种非常清醒的神志，不被人欺骗，不去欺骗人，也不会自己欺骗自己，永远活在真实的世界里。孔子的弟子曾参说他"吾日三省吾身"，这种自我反省多少也有自我呼唤的意思，只是没有说出口而已。如果失去这种自我反省的能力，就会出现类似铁木耳大帝看到镜子里的自己后大哭的荒唐局面：

> 传说，铁木耳大帝得到一面明镜后，他第一次清楚地看到了自己的长相，忍不住大哭一场，悲戚极了！
>
> 那斯鲁丁大师问他："陛下为什么哭呢？是为了烽火连天、百姓流离失所而哭吗？"
>
> 铁木耳大帝说："不是！我是因为自己长得丑而忍不住哭的。"
>
> 这时，铁木耳大帝忽然听见那斯鲁丁大师爆出比他大上十倍音量的哭声。
>
> 铁木耳大帝问他："大师！您又为什么哭呢？"
>
> 那斯鲁丁说："陛下！您只是看了自己一眼就痛哭不已，我们整天看您的丑脸，又怎能不大哭特哭呢？"

　　故事里的主人公保持清醒，要付出很大的努力，但总比让别人看到自己的丑脸而大哭特哭来得有尊严。现代西方心理学家在此启发下，在正念禅修过程中设置了"三分钟休息时间"的冥想内容，其中冥想的第一步就是看看自己的头脑正在想什么，身体有何知觉，身体内部的状态如何。这与"三唤主人公"的精神相仿。

　　我们受此启发，非常强调"识别虚假念头"在神经症治疗中的重要性。例如，对强迫症患者来说，第一步就是"重新确认"，让患者训练自己说，"我不认为我的手脏，我有一个总是感到手脏的强迫观念"；"我不觉得我有洗手的需要，我有一个要强迫洗手的强迫冲动"；"这不是我，这是我的强迫症"；"我不认为自己手脏，确切地说，是我患有的强迫观念说我手脏"……

牧　牛

　　有一次，石巩在厨房里工作，马祖问他在做什么，他说："正在牧牛。"

　　马祖问："怎样牧牛？"

　　石巩回答："当它走到草地，我立刻便把它拉了回来。"

　　马祖赞叹说："你是真懂得牧牛之道了。"

　　我们的"忘我"像牛一样有点兽性，容易被草（各种杂念）所诱，常常失控，甚至盲目乱走一通。这时，"真我"就要扮演牧童，适时地将它拉回来。牧牛，就是自我管理。可以说，整个禅修的"观照"过程就是一个"牧牛"的过程：念头跑了，我们适时给拉回到禅修的对象上，如此反复，直到我们如如不动地专注于选择的对象。对神经症患者进行观呼吸、观躯体感受、观情绪、观念头等训练的目的也是如此。

　　著名的心理学家弗洛伊德也用过类似的比喻，他说生活就好像在"骑马"。"马"代表我们的"本我"，具有各种兽性（本能），想依快乐原则来满足欲望；而"骑师"则代表我们的"自我"，他审时度势，依现实原则来调节本能欲望。

神经症患者的麻烦是心中不止有一个我，不管你称它们是妄我、真我、本我、自我还是超我，生命的困扰来自这个我和那个我之间的冲突，它们的争执让身为房东的我们不得安宁。而所谓的"自我管理"，就是用一个我去驾驭另一个我，让它们和谐共处。正如下面的禅门对话所说：

> 有个和尚问："车子已经停了，但拉车的牛却不停，这时该怎么办？"
> 守初禅师说："要驾车的汉子干吗用呢？"

和尚问的情况很像焦虑、恐惧、强迫、失眠等神经症的症状。牛代表"妄我""妄念"，车子代表身体。我们的身体已经很劳累，躺在床上渴望休息，但受"识心"牵引的"妄我"依然蠢动不已、思绪万千，在床上翻来覆去。这时，就要劳驾驾车的汉子——你的"真我"，管管"妄念"了。

放　下

> 有一个尼姑问龙潭禅师："我要怎样修行，下一辈子才能变成和尚？"
> 龙潭禅师问："你做尼姑有多久了？"
> 尼姑说："我问的是我是不是总有一天可以变成和尚？"
> 龙潭禅师问："那你现在是什么呢？"
> 尼姑不解，说："现在我是尼姑，这是谁都知道的啊！"
> 龙潭禅师说："有谁知道你是尼姑呢？"

《金刚经》说："凡所有相，皆是虚妄。"该尼姑所执的男女之别正是相、正是虚妄，一个人在虚妄上争斤较两，还能修什么道呢？

龙潭禅师提醒她："谁知道你是尼姑呢？"并非每个人对她都有差别观，只是你自己以为人家把你当尼姑看而已。自卑者常以这种方式认识自己，一件小事没做完善，头脑中马上会跳出"我总是把事情搞砸""别人会如何看我呢？"他们追求的是外在的认可，而不是做真正的自我。

其实，真正的关键在于自己。念念不忘自己是个女人，形貌丑陋，不如别人……这是你自己的"识心"在绑住自己而已。《笑傲江湖》中方正大师说："评价是自己给自己的，别人不能增一分，也不能减一分。"只要我们不把"石头"放在心内就解脱了。下面这则故事也表达了这一意思：

> 雪斋禅师去拜访藏门禅师。要告辞时，藏门送他到门外。藏门指着庭院里的一块石头，问说："三界唯心，万法唯识。你且说说看，这块石头是在心内呢，还是在心外？"
>
> 雪斋说："在心内。"
>
> 藏门问："一个行脚人为什么要将一块石头放在心里？"

可以说，整个禅学教育就是一部"放下"教育。这与老子提出的"为学日益，为道日损，损之又损，以至于无为"的理念一致。下面这则禅门对话可以很好地说明这一问题：

> 梵志两手持花献给佛陀。
>
> 佛陀说："放下！"梵志放下左手的花。
>
> 佛陀又说："放下！"梵志于是又放下右手的花。
>
> 但佛陀还是说："放下！"
>
> 梵志不解，问道："我两手的花都已经放下了，还有什么可以放下的呢？"
>
> 佛陀说："放下你的外六尘、内六根、中六识，一时舍却，舍却到无可舍处，才是你安放生命的处所。"

我们要放下的不只是那些看得到的有形之物、想得到的名利，还包括佛陀所说的各种观念、思虑，也就是"识心"，它们都是心中大大小小的石头。只有真正放下，我们才能真正轻松自在。

扫尘埃

　　有一天，赵州禅师在佛堂扫地。一个和尚看到了，问道："你是得道的人，怎么还扫地？"

　　赵州禅师答道："尘埃是从外面飞进来的。"

　　那僧人又问道："清净的佛堂为什么会有尘埃？"

　　赵州禅师说道："你看，又有一点尘埃了！"

　　赵州说的"又有一点尘埃了"，指的是"清净的佛堂不应该有尘埃"的想法。以为清静之地或圣洁之人就"不应该"有尘埃，其实是另一种"尘埃"、另一种"污染"。我们的强迫思维、焦虑念头、疑病观念都是这一"尘埃"。其根源与完美主义有关，完美主义者要求某一具体的事物、行动完美无缺，要求所达到的近期目标完美无缺。正如美国一位作家写道："我内心的恶霸总是用原则或规范的名义欺负我，这个恶霸总是跟我讲道理，那道理归根到底就是完美主义。"下面这和尚表现得更为极端。

　　宗杲禅师问一个和尚："求道不用修行，只要不污染就可以。你说，什么是不污染的道？"

　　和尚说："我不敢说。"

　　宗杲问："你为什么不敢说？"

　　和尚道："我怕一说就污染。"

　　宗杲高声叫道："和尚，将畚箕扫帚拿来！"

　　和尚还茫然不解时，就被宗杲打了出去。

　　在一定程度上，"说"也是污染。神经症常被称为"诉苦病"，患者经常没完没了地向医生抱怨身体的不适、心里的痛苦。这种"诉苦"往往会强化症状，增加烦恼，的确是一种污染。但如果怕污染，就什么都不敢做、不敢说、不敢想，那就太过分了。有些强迫症患者正是如此，自己可能几天不洗澡、不换衣服，但认为外界什么东西都是污秽的，以致什么也不愿意碰、不愿意接触，整天洗手，没完没了。和尚被扫地出门，因为他有"洁癖"了，居然连话都不敢说。

其实，这种人的干净与肮脏，只是"我"和"非我"的代称或象征而已。"我是干净的"，意味着不肯承认自己丑恶的一面。之所以认为别人都是脏的，是由于他们想以"洁"掩饰或去除他们心中的"不洁"，从而把自己的脏硬栽到别人身上。从禅学角度看，这是"无明"，这是"妄念"。

怎么办呢？我们需要运用神秀大师提出的"时时勤拂拭，莫使惹尘埃"，培养正念观照的能力。

听到音乐声了吗

梁武帝虽然喜欢礼佛，但志公觉得他还是俗念过重，为了坚定皇帝的求道之心，有一天在说法时，就请梁武帝从监牢里找出 20 名被判死刑的囚犯，列队站在庭院里，然后发给囚犯每人一满杯的水，要他们顶在头上。

志公说："你们就这样绕着庭院而行，如果走完一圈后，杯子里的水没有溢出来，我就请皇上赦免你们的死罪。"

当囚犯们顶着水杯慢慢走动时，志公和尚要乐队在旁边奏乐，借以缓和紧张的气氛。

过了很久，囚犯们总算走完一圈，他们头上杯子里的水都奇迹般没有溢出来。

志公问他们："你们刚刚听到音乐声了吗？"

囚犯们仿佛从梦中醒来般，个个都说："没有。"

志公和尚于是对梁武帝说："这些囚犯因为非常渴望能免去死罪，所以心里头只有头顶上的那杯水，对音乐声根本充耳不闻。陛下在平日也应该有这种专心向道的意志，不要等到危急的时候再临时抱佛脚。"

现代心理学告诉我们，当一个人的意识专注于某一个特殊对象时，他就会进入类似自我催眠的意识转变状态中，大脑对感官输入的不相干刺激不再起觉知作用，有的听而不闻，有的视而不见，有的刺而不痛。这些囚犯对身旁乐队的音乐声"充耳不闻"，原因就在此。

神经症患者由于过于注意自己的躯体症状和心理痛苦，对发生在身边的美好事物视而不见，产生注意狭窄，导致病情顽固。森田疗法创始人森田正马博士把这种情况称为"精神交互作用"。如果专注于头脑中的杂念，你就会苦不堪言；如果能时时提起"正念"，你就会心神安宁。下面就用"种有用的东西"这则禅学故事来说明：

弘智法师带着一群弟子去漫游各国，十年间，他们游历了许多地方，拜访了数也数不清的学问高深的名人隐士，现在他们回来了，个个满腹经纶。

在回寺庙之前，弘智法师在郊外的一片草地上坐下来，说："十年游历，你们都已是饱学之士，现在这次悟道云游就要结束了，我们上最后一课吧！"

弟子们围着弘智法师坐了下来。

弘智法师问："我们现在坐在什么地方？"

弟子们答："现在我们坐在旷野里。"

弘智法师又问："旷野里长着什么？"

弟子们说："旷野里长满杂草。"

弘智法师说："对，旷野里长满杂草。现在我想知道的是如何除掉这些杂草。"

弟子们非常惊愕，他们都没有想到，一直在探讨人生奥妙禅理的师傅，最后一课问的竟是这么简单的一个问题。

一个弟子首先开口，说："师傅，只要有铲子就够了。"

弘智法师点点头。

另一个弟子接着说："用火烧也是很好的一种办法。"

弘智法师微笑了一下，示意下一位。

第三个弟子说:"撒上石灰就会除掉所有的杂草。"

接着讲的是第四个弟子,他说:"斩草除根,只要把根挖出来就行了。"

等弟子们都讲完了,弘智法师站了起来,说:"课就讲到这里了,你们回去后,按照各自的方法去除一片杂草。一年后,再来相聚。"

一年后,他们都来了,不过原来相聚的地方已不再是杂草丛生,它变成了一片长满谷子的庄稼地。弟子们围着谷地坐下,等待弘智法师的到来,可是弘智法师始终没来。但弘智法师的良苦用心没有白费,他的弟子们都已经领会了其中的禅机。

若干年后,弟子们在整理他的言论时,私自在最后补了一章:要想除掉旷野里的杂草,方法只有一种,那就是在上面种上庄稼。

故事说明:只有在杂草地里种上庄稼,才是除去杂草的最好方法。同样地,有许多方法可以去掉坏习惯,可是最好的办法就是培养好习惯。与其花时间去纠正坏习惯,不如去培养好习惯。就强迫症的治疗而言,我们没必要在自己头脑中与强迫念头搏斗,而是仅仅把这种"妄念"当成"杂草"即可。只要我们把注意力专注到有用的事情上,久而久之,这种妄念将会自行消退。这即是森田正马博士所谓的"忍受痛苦,为所当为"的精神。反之,如果我们用打压的方法来管理,想尽一切办法让自己别想,就会越控制而念头越多,越想睡却越睡不着。

不如小丑

白云守端禅师非常用功,却缺乏幽默感。有一次,他的老师杨岐禅师问他:"你以前拜谁为师?"

白云答道:"茶陵郁和尚。"

杨岐说:"听说郁和尚过桥滑倒,因而大悟,还写了一首诗偈,你知道吗?"

白云说:"知道,我还记得这首偈子的内容:我有明珠一颗,久被尘劳关锁。今朝尘尽光生，照破山河万朵。"

杨歧听后哈哈大笑，随即离开。

白云不明白师傅为何发笑。整夜思索，一头雾水。

第二天早晨，白云问杨歧："老师昨天为何听了郁和尚的偈子而发笑呢？"

杨歧问他："昨天你看见耍杂技的小丑了吗？"

白云答："看见了。"

杨歧说："你在某一方面还不如那个小丑啊！"

白云不解，一下子又绷紧身体，问："为什么？"

杨歧告诉他说："小丑喜欢别人笑，而你却怕别人笑。"

由于怕别人笑，所以我们在衣食住行、言谈举止方面力求"合宜"；但也因为怕人家笑话，我们变得拘谨失真，不敢做这，不敢做那，扼杀了自己的很多潜能。

为什么怕人笑呢？由于有"我执"在作祟，把"我"看得太重，被人笑就觉得"我没面子"，不痛快。殊不知，我们不是为了让人家"不笑"而活在这个世界上的，只有不怕人家笑，才能活出真实的自己。正如下文寒山与拾得的对话：

寒山问："世间有人谤我、欺我、辱我、笑我、轻我、贱我、恶我、骗我，该如何处之乎？"

拾得说："只需忍他、让他、由他、避他、耐他、敬他、不要理他，再待几年，你且看他。"

寒山再问："还有甚诀可以躲得？"

拾得说："我曾看过弥勒菩萨偈，你且听我念偈曰：老拙穿衲袄，淡饭腹中饱，补破好遮寒，万事随缘了。有人骂老拙，老拙只说好；有人打老拙，老拙自睡倒。涕唾在面上，随他自干了；我也省力气，他也无烦恼。这样波罗蜜，便是妙中宝……"

"自在"的一个意思是"别人不在"。如果你太在意别人的看法，就会变得"不自在"。还是学学"小丑"吧！法国印象派大师莫奈就是这样一个人，他在1863年第一次展出他著名的画作《草地上的野餐》时，受到了众人的嘲笑与奚落，有人甚至说他"没有办法小心运笔"。可如今，他却是艺术史上地位崇高的大师。下面事件中的尼采对"讽刺"也表现出了"自在"的风度：

尼采庆贺完自己的20岁生日之后，开始和朋友杜森及杜森的一个表兄弟一同去波恩，然后将在那里上大学。

几个年轻人没有急于赶路，而是尽情地欣赏着一路上的大好风光，尽情地放松自己。在中学和大学之间这种完全无人管束的状态给了他们一种获得彻底解放的感觉。这三个未来的大学生在莱茵河边的一个小镇上逗留了一天，他们骑马到乡间去游览。平时不喝酒的尼采这次啤酒喝得多了点，已经有些醉了。他在马背上比画着马的耳朵，突然向杜森他们喊道："嗨，你们瞧，这家伙不是马，而是一头驴！"

"不对，这是一匹马！"杜森和他的表兄弟异口同声地反驳道。

尼采又仔细地打量了自己的坐骑半天，带着十分可爱的执拗神情坚持说："不对，这的确是头驴！"

杜森和他的表兄弟看出尼采有些醉意，于是故意起哄，好让尼采出丑，于是大声笑道："尼采，你骑的驴能有我们骑的马跑得快吗？你自己就是一头驴。哈哈！"

尼采意识到这是他们故意刺激他的，于是没有说话，继续喝酒。此时，杜森和他的表兄弟正哈哈大笑。在"指马为驴"的吵闹之中，杜森和他的表兄弟仍然旁若无人地大声笑着，让街道两旁循规蹈矩的居民们深觉反感。终于一位年长者忍无可忍，冲了出来，向杜森和他的表兄弟大声斥责，要求他们检点自己的行为，并威胁说要把他们赶出镇子。这样，杜森和他的表兄弟突然意识到自己犯错了。

如果能有尼采这风度，社交恐惧症患者还能恐惧得起来吗？

自性平等

俱胝早年修行时，一位尼姑戴着斗笠来到他身前，绕禅床三圈，说："如果能说出道理，我就摘下斗笠。"

俱胝无言以对，尼姑拂袖而去。

俱胝说："天色已晚，你何不留此过夜？"

尼姑说："你说出道理，我就留下来。"俱胝又无言以对。

尼姑走后，俱胝叹口气说："我虽是男子汉，却没有男子气概。"

后来，天然禅师来到庵里，俱胝将此事告诉天然，天然听了，竖起手中拂子开示他。俱胝当下大悟。

俱胝在尼姑面前出丑，主要是因为他看到女人就紧张，着了男女相。用庄子的话来说，俱胝是"外重者内拙"。许多社交恐惧症患者基本上都是这个样子。工作上太在意是否能得到别人的赞誉，反而容易愿望落空，技能也难以进步；越想在人前表现出滔滔不绝的口才，反而一见生人、领导就出现脸红、心跳、大汗淋漓、说话结巴。

怎么办呢？天然禅师竖起拂子，开示他男女在自性上是平等一如的，没有也不必加以分别，我们保持"平常心"即可。正如下面这个故事所说：

有人问："死亡到来时，该怎么办？"

大随法真说："有茶就吃茶，有饭就吃饭，你还想怎么办？"

又问："那么是谁接受供养呢？"

法真说："该捧起钵盂就莫迟疑。"

喝茶吃饭是平常的事情，我们习惯了，不会以特殊的情绪来应付。如果我们以这样的心态去面对陌生的场面，就不会出现恐惧了。

有个社交恐惧症患者曾说："每次我要与大人物见面时，都会非常紧张，手脚都会发抖，后来我想到一个妙招，只要我的脑中一浮现：哇！即使是皇帝、教皇、总统、天下第一美人，都会有放屁的时候，大家的屁都是一样的味道，与我完全平等嘛！所以，放屁面前，人人平等，我就完全放松下来了。"

依此类推，一切事件的背后都隐藏着真理的本质，一旦见到了，所有的事件都与吃饭喝茶一样平常，也一样神圣无比。

坏脾气来自哪里

盘珪是日本的一位禅师。有人请教他："弟子脾气暴躁，难以遏制。究竟该怎样对症下药呢？"

盘珪说："显现你的坏脾气，让我看看那是什么。"

和尚说："我现在没办法给你看。"

盘珪说："那你什么时候可以给我看？"

和尚说："它来的时候不可预期。"

盘珪说："可见坏脾气并不是你真正的心性，否则你应该随时可以将它显示出来。这个坏脾气，在你出生时不曾拥有，也不是父母给你的，你自己好好想想吧。"

为什么无法在禅师面前显现坏脾气？因为坏脾气既非天生，亦非永恒存在、固定不变，它是在某些特殊情境的诱引下，动心起念的结果。换句话说，坏脾气并不是他"真正的心性"，是"妄念"的一种表现而已。

坏脾气如此，其他如抑郁、焦虑、恐惧等情绪都是如此。它们既然不是天生的，也不是固定的，那就表示是暂时的、可以改变的。这是盘珪禅师要和尚去体会的，也是想寻求治疗的神经症患者应该有的第一个认识。

"三界唯心，万法唯识"，人的各种思虑和情绪，都是内在的"心"和外在的"境"相遇，而产生的"识"。治疗或改变，首先是重新去"识"，正如：

有一位居士和道膺禅师论道，外面忽然下起雨来。

居士问："雨从哪里来？"

道膺答："从你问的地方来。"

居士一听，为之欢喜赞叹。

所谓"从你问的地方来"，就是从你的心中来。如果你没有意识、没有心，那你怎么知道现在外面正下着雨呢？

怎么处理坏脾气呢？当然不能随便发泄，也不能用打枕头或大叫等方法来纾解。用这种方式的人，其实是在演练坏脾气，像是在做攻击训练。正如一行禅师提出：

如果房子失火了，最要紧的是去灭火，而不是去抓纵火嫌疑犯。如果先去追嫌疑犯，你一边追，你的房子一边烧得精光。同样道理，生气时，如果你一直拉着别人吵，想要好好教训他，那个房子快要烧光了，你还在追纵火者。

明智之举是激励自觉"观照"的能量，大方地接纳不良情绪。正如诗歌《客房》写道：

人是一间客房，

每天早晨都有新来的客人。

快乐、沮丧、卑鄙，

一些瞬间的意识就像一个不曾预料的客人那样来了。

欢迎并且招待所有的人！

即使他们是一群悲伤，

他们扫荡了你的房子，

搬光了你的家具，

然而，还得热情地对待每一位客人。

他也许会因为某些新的喜悦而把你清空。

龌龊的想法、羞耻、怨恨，

198

在门口碰到了他们，笑脸相迎并邀他们进门。

无论是谁来了都要满怀感激，

因为他们每一个都是来自远方的领路人。

主动接受挑逗

宋朝知名的理学家张九成，辞官回乡后，去拜访喜禅师，说："我扑灭了心头的妄火，特地来参大师的喜禅。"

喜禅师说："你今天为什么这么早起呀？难道是你妻子去陪别人睡觉吗？"

张九成一听大怒，骂道："你这个没道理的秃驴！怎么敢说这种风凉话？"

喜禅师微微一笑，说："你不是扑灭了心头火吗？怎么我轻轻一摇扇子，你的炉内又冒烟了呢？"

张九成一听，惭愧不已。

明朝的薛敬轩曾说："我下了二十年功夫，专治一个怒字，依然去不掉。"说明管理情绪并不是那么容易。你看张九成的"嗔怒"被喜禅师一句话就挑逗出来了。下面再举一例：

苏东坡曾写了一首赞佛偈子："圣主天中天，毫光照大千；八风吹不动，端坐紫金莲。"

他觉得很满意，特别寄到金山寺请佛印禅师印证。佛印看了，在偈尾批上"放屁放屁"四字，寄还苏东坡。

苏东坡一看，心中大大不平，立刻渡江到金山要找佛印理论。到了以后，发现寺门紧闭，上贴一纸条云："八风吹不动，一屁打过江。"

在一帆风顺时，认为自己已经没有"妄心"非常容易，但这大抵只是虚妄。例如：

有一个和尚在终南山修习禅定，用功 30 年。

另一个和尚见他如此用功，就对他说："你修行寂静之道已经够久了，现在就让我们到长安的花柳巷走一趟吧！"

结果，那个和尚到了长安的花柳巷，看到花枝招展、体态妖娆的妓女后，竟怦然心动，而使 30 年的修行功夫，毁于一旦。

许多神经症患者亦是如此，在服药治疗期间，往往不愿接受心理治疗，认为自己一切安好，已经没有焦虑、恐惧等念头，没有必要再进行暴露、脱敏等治疗。难怪有人把神经症患者概括为一群"学会了如何逃避""学会了如何不去学习"的人。

一个只会"怕"和"躲"的人，怎么可以说是"无事人"呢？不接受考验，怎么知道你的心是会"动"或"不动"呢？因此，要想证明自己没有妄心，最有效且最直接的方法就是主动去接受挑逗。只有经常、反复地接受挑逗，才可以帮助你去妄存真。二祖慧可禅师在这方面做了很好的示范：

禅宗二祖慧可将衣钵传给僧璨后，自己在邺城随缘说法，皈依的人很多。然后，他忽然改变容貌和装扮，混迹人间，和三教九流的人称兄道弟，时而到屠户家里吃饭，时而去光顾歌楼酒馆。

有人不以为然，皱眉问他："师父是一个出家人，为什么要这样做呢？"

慧可说："我是在调心，关你什么事？"

用现代心理学语言来说，慧可禅师的行为属暴露治疗或脱敏治疗范畴。正所谓："声色头上睡眠，虎狼群里安禅；荆棘林内翻身，雪刃丛中游戏。"国外也有类似的例子，例如：

有一天，亚里提斯波带着一群弟子去逛妓院，一位弟子在妓院门口涨红了脸，不敢进去。

亚里提斯波训斥他说："进去，这里有什么可怕的？只有出不来的人才可怕！"

禅师解梦和治病

　　沩山禅师午睡刚起，仰山进来探问。

　　沩山说："我刚刚做了一个梦，你替我圆圆看。"

　　仰山什么也没问，什么也没说，只是去取了一盆水，给沩山洗脸。

　　不久，香严也进来探问。

　　沩山又说："我刚刚做了一个梦，仰山已经替我圆了，现在你替我圆圆看。"

　　香严同样什么也没问，什么也没说，端来了一碗茶水，递给沩山。

　　沩山高兴地说："你们两个真是高明的释梦者啊！"

　　梦的解析在精神分析疗法中是一个了解无意识内容或内在冲突的有效途径，正如心理学家弗洛伊德所说："解析梦，可以了解一个人的潜意识愿望。"但禅师却认为梦幻空花，何劳把捉？何劳细问？做梦是迷，醒来是"悟"；"自我觉醒"才是最高明的解梦方法。因此，沩山既然已经从梦中醒来，仰山端来洗脸水，请他洗把脸，好清醒一些；香严端来茶水，请他喝一口，好"忘掉"那个梦。虽然什么也没问，什么也没说，却胜过千言万语。如果让弗洛伊德等心理学家知道，禅师的解梦方法居然如此简单，非活活气死不可。禅师的治病方式亦是如此，请看：

　　僧人问："我全身都是病，请师父帮我医治。"

　　曹山本寂禅师说："不！我不医。"

　　僧人说："您为什么不医？"

　　曹山说："要教你求生不得，求死不能！"

　　神经症尤其疑病症患者的患病过程就像是"在梦里被毒蛇咬了，蛇毒好像随时会攻心"。这时，有两个解决办法：第一，赶快在梦中寻找抗蛇毒的血清或草药；第二，也是最根本彻底的方法，干脆起一念"觉照"："哎呀！原来我是在做梦啊！"那么，即时从梦中醒来，根本就不必去管那子虚乌有的梦中毒蛇咬。遗憾的是，许多神经症患者往往采取第一种方法，明明已进行多次的躯体检查没发现问题，却仍四处求治，反复检查，遍服诸药，不但解决不了痛苦，还增加了药害不自知。

曹山本寂说："不医！"意思就仿佛是说：去找抗蛇毒的药太麻烦了，搞不好越医病情越复杂，也许本来蛇毒还不致伤命，这一医之下，反而断送了性命。

遇到这类自称浑身不适的病人，禅师还有一个典型的禅式反诘是："请把病拿出来，我就帮你医。"这样，可以使他警觉到病体原来是空无幻有。我们也经常在临床反问神经症患者："你有证据证明你的不适是由躯体病变造成而不是由心理因素引起的吗？"

需要注意的是，文中"教你求生不得，求死不能！"可不是咒人的恶语，而是直示"诸法本不生""法身常在而不灭"的意思。

妄心生暗鬼

龙门清远禅师上堂给弟子们说起了一则古代故事：

有个终身持戒的僧人，被人认为是功德圆满的高僧。一天晚上他匆匆在路上行走，忽然脚下踩了什么东西，发出"呱唧"一声。黑暗里看不清楚，可是从响声判断，那僧人觉得自己是踩到了一只蛤蟆，而且那蛤蟆肚子里面还有无数的卵。虽是无意的，到底是破了戒了，那僧人惊慌不宁，跌跌撞撞地回到禅房，倒头便横在了床上。

他唉声叹气，疑神疑鬼，好久才迷糊过去……呀！有数百只蛤蟆蹦跳着将他围住了，它们齐张大口，朝他大声叱骂叫喊。原来它们是来向他讨还性命的。那僧人被吓出了一身冷汗，再也无法入睡。

等到天亮以后，他壮了壮胆，顺着原路找去，他要给那只蛤蟆超度亡灵。可是实地一看，哪里有什么蛤蟆，分明是一只老茄子。

他松了一口气，疑惑之情顿然平息。

这个故事类似于"杯弓蛇影"。与此相仿，神经症患者的忧虑，也基本上是没有事实根据的，而是自己头脑中自动产生的"假警报"而已。但他们由于"无明"，结果越想越不安，最后恨不得把自己装进"保险箱"，长期住到医院里。

怎么消除这类忧虑呢？比较有效的方法就跟上文中的僧人一样去直接查证，这是心理学中的行为治疗方法。另外，认知领悟也非常重要，正如下面这一则案例所说：

有一个人，妻子生了重病，过世前对他说："我死后，你不能去找别的女人，否则我做鬼也要回来找你算账。"

妻子死后4个月，他爱上了另一个女人，不久就和这名女子订婚，准备再婚。自从订婚那天起，亡妻的鬼魂每晚都到梦中来骚扰他，骂他移情别恋，不守诺言。

亡妻的鬼魂对他和准新娘间的种种，譬如他送她什么礼物，对她讲了什么话等无不知晓，而且大加奚落。他变得既害怕又烦恼，于是去求教一位禅师，请他指点迷津。

禅师在了解整个情况后，说："你的妻子死后变成了精灵鬼，对你的一举一动都了如指掌，你应该表示佩服才是。不过，下次她再来时，你不妨和她来个君子协定：既然她如此神通，就请她回答你一个问题——你随手抓一把黄豆，问她你手里究竟有几粒黄豆。如果她答对了，那你就决定遵从她的要求，和那女人解除婚约，以后也绝不再娶。如果她答不出，那你自己自然明白，她以后也就不会再来骚扰你了。"

当天晚上，女鬼果然再度出现于梦中，他依禅师交代先夸奖她一番，然后提出他的君子协定，抓起一把黄豆，问："你既然什么都知道，那么说说看我手里究竟有多少颗黄豆？"

此时，女鬼好像失去了法力，无法回答这个问题，结果就消失了，以后也再没出现。

男子放下他心中的巨石，不久就顺利再婚。

该禅师什么也没说，甚至连鬼的真假都没提，只是提供了一个巧妙的途径，让当事者明白：女鬼只知道他自己知道的事情，自己不知道的事情女鬼也不知道。这有点像现代心理治疗师告诉当事人："梦中出现的亡妻鬼魂其实是他移情别恋罪恶感的投射。"在领悟了事情真相后，原来的害怕、烦恼自然就会消退。正如五祖弘忍禅师所说："不识本心，学法无益，若识自本心，见自本性，即名丈夫、天人师、佛。"

道树禅师更绝，采用了"以不变应万变"的方法：

道树禅师在三峰山盖了间茅屋住，陆陆续续有人追随他修行。

当时，有个不知从哪里来的怪人，穿着朴素的衣服，言谈诡异，还经常表演神通变幻的本事，例如他可变化成佛、菩萨、罗汉、天神的面相，也可以放出异光，发出美妙的音乐。追随道树的弟子，都觉得这个人高深，有人甚至在内心怀疑："到底是师父的功夫厉害，还是这个野人的功夫厉害？"

这野人足足热闹活动了十年，却突然消失不见，再也无声无息。

道树对弟子们说："野人有神通，可以变化各种幻景来迷惑世人，但只要老僧我不见不闻，就不受影响。他的把戏再多也有耍完的时候，而我的不见不闻却永远用不尽啊！"

《金刚经》说："不可以三十二相得见如来。"又说："凡见所有相，皆是虚妄。"野人有再多的佛菩萨变化，不过是一场虚妄。文中的"不见不闻"并不是他关闭了五官知觉，如果是这样，就是一种逃避行为；而是指道树的心安住于诸法实相，如实"观照"外境种种色声香味触法，而不起"妄念"。有些类似禅语"如龟藏头"，"该缩头的时候就缩头！"有如下面这则禅学故事所说：

从前，释尊在舍卫国败园精舍弘法利生。有一个修行道人在河畔的树下修行了 12 年。虽然他修行了这么久，却始终不能除去贪欲的念头，心思散乱，沉迷在六根（眼、耳、鼻、舌、身、意）的欲念里。

一天，释尊看见机缘成熟，应该去拯救那个修道者了，便化身为一个和尚走到河畔，同那个修道者一起在树下住宿。

那是个月明星稀的夜晚，河里爬出一只乌龟来，刚好有一条野狗饥饿地走来。野狗一眼瞧见乌龟，心中暗喜，毫不迟疑地采取行动，张大嘴巴准备吞下那只乌龟。

乌龟吃了一惊，头尾四脚立刻缩进龟甲里。野狗焦急地用鼻孔嗅着眼前的乌龟。左思右想，毫无办法，最后失望地慢慢离去。

乌龟见野狗走远了，才安心地伸出头脚和尾巴，逃过了一场劫难。

两人目睹这一幕，修道者对身旁的释尊说："那只乌龟因为有铠甲保护生命，野狗才不能得逞。"

"不错，人难道不如这只乌龟吗？世人不懂世间无常，贪图六根的欲念，这就给外魔以可乘之机。外魔会趁机破坏人身，摧毁精神，使人陷入生死轮回。其实，一切苦恼，全由自己的内心而起，我们应该适时地抑制它啊。"

修道者听见释尊的话，立刻断除了欲念，修得正果。

《铃木大拙说禅》中的一则故事把"以不变应万变"的方法描述得更为形象：

一个樵夫在山里不停地砍树，忽然一个叫"悟"的动物跑了出来，这是在村子里见不到的非常稀奇的生物，樵夫想把它生擒。动物看透了他的心，说："你要生擒我。"樵夫吓了一大跳，还没说出话来，动物又说："喂，你为我看透心灵的能力而吃惊。"樵夫愈发惊愕了，想一斧子把它打倒。于是，"悟"又叫道："啊，你要杀我。"樵夫完全惊慌失措了，感到要收拾这个不可思议的动物是不可能的，因此想继续自己的工作。可"悟"还是不放松，穷追不舍："喂，到头来你还得放弃您的念头。"樵夫不知自己应该怎么办，更不知该怎样处理这个动物，到头来他对这事情没有一点办法了，于是他拿起了斧子，不再把"悟"放在心上，又开始用尽力气一心一意地砍树了。在这期间，斧头偶然从斧柄上飞了出去，把那个动物打死了。无

205

论这个动物具有怎样的读心的智慧，到头来还是没有看透无心之心。

"我"在哪里

> 屋外淅沥地响着。镜清禅师问他门下的僧人说："外面是什么声音？"
>
> 当时，雨声大作，僧人说："是下雨声。"
>
> 镜清禅师说："众生颠倒，迷己逐物。"
>
> 僧人一愣，便又问："老师，那应该怎么感觉才对啊？"
>
> 镜清禅师说："我就是雨声！"

众生痛苦是因为存在"二元对立"思维，"自我感"过于强烈。镜清禅师所说的"我就是雨声"，旨在打破学人的"主客"对立。这在禅学典籍中随处可见，例如：

> 陆宣大夫请教南泉禅师："僧肇禅师说过'天地与我同根，万物与我同体'，不知这是何意？"
>
> 南泉指着庭院里的牡丹花，说："一般人看到这朵花，就好像在梦中。"

南泉的意思是说：一般人因为有主客之分、花我之别，故在看一朵花时，对花的看法就好像做梦般并不真切；但花其实与自己是同根而一体，不应有所分别，我就是花，花就是我。这就是"无我"，类似于"入神"的状态。正如诗人艾略特所说："听音乐听得入神时，耳中已经听不到音乐，而是随着音乐的流动，你本身也化为音乐。"

处于"无我"状态时，当事人会全心全意地融入当下的经验里，与所经验的事物合而为一，不再有所分别。用印度奥修的话说，就是："当一朵花绽放，我就跟着它绽放；当太阳升起，我就跟着它升起。在我里面，使人们分开的自我已经不复存在，我的身体是自然的一部分，我的人是整体的一部分，我不再是一个分开的实体。"这是一种美妙的体验，也正是庄子所说"天地与我并生，万物与我为一"的意思。

我们害怕失眠、害怕失败、害怕丢人、害怕生病的根本原因就在于我们执着于"我"。当悟到了"无我",也就不会有恐惧。下面看一段日本禅师时宗与佛光的对话：

> 时宗问："我们生涯的大敌是胆怯，怎样才能避免胆怯呢？"
>
> 佛光说："切断这病的由来。"
>
> 时宗问："这病从哪里来的呢？"
>
> 佛光说："从时宗自身而来。"
>
> 时宗问："胆怯是诸病中我最憎恨的，怎么会从我身上来呢？"
>
> 佛光说："当你抛弃了你所抱有的'时宗'这一自我的时候，你感觉怎么样呢？待你完成了这件事后，再来见我吧。"
>
> 时宗问："如何才能完成呢？"
>
> 佛光说："切断你的一切妄念思虑。"
>
> 时宗问："怎样才能切断我的诸种思念和意识呢？"
>
> 佛光说："坐禅，而且要彻底切断属于时宗自身的一切思念之源。"
>
> 时宗问："需要我照顾的俗事太多，我很难有冥想的时间。"
>
> 佛光说："无论参与何种俗事，你都把它当作你的内省的机会来受理。有一天你也许会悟到你内在的'时宗'是谁。"

对于"无我"的价值，我们借助西班斗牛士凡·贝鲁门德的斗牛经验来进行说明：

> 对手猛牛刚一出来，我迎了上去，在与牛斗第三个回合时，观众站了起来，我听到他们"哇"地叫了起来。而我怎么样了呢？忽然间我忘记了公众，忘记了其他的斗牛士，忘记了我自己，甚至连作为对手的牛也忘记了。我像以前在围地和牧场的夜里，经常独自与牛相斗一样，开始战斗。像在黑板上描绘图案一样，这是精确的战斗。据说：那天我挥舞着斗篷和斗牛棒，退避攻击，展开成许多令人惊叹的场面，对那天下午来观看的人

来说，是一种有关斗牛术的天启。我不知道这些，我已经没有判断力了，只不过是坚信我应该这样斗牛。除了相信我正在做的以外，我没有任何思虑。在最后的阶段，我已意识不到观众是否存在，此身此魂，完全融化在"斗"这纯粹的欢乐之中，于是我得到了最初的成功。在故乡，我独自与牛相对的时候，我经常和它们说话。那天午后，我也和牛进行了长时间的对话。我的斗牛棒不断地描绘着我斗技的波纹，与此同时，我不断地和牛对话。此外，当我不知如何是好的时候，就跪在牛的角下，把脸靠近它的鼻尖。

"喂，小家伙，来顶我呀！"

我又站起来，在牛鼻子底下舞着斗牛棒，继续独白，像是在鼓励牛继续突击。

"在这儿呢，小家伙，加把劲前进吧！没事！喂！来吧！来吧！……能看见我吗？小家伙，怎么了？疲倦了吗？喂！来吧！来顶我！不要那样胆小嘛！来顶我！"

我的斗技正在形成炉火纯青的意境，我总是在梦中详尽地梦见击斗，挥舞出的每一条线都像数学一样精确地描绘出来，而我梦中的斗牛经常以不幸告终。因为在最关键的时刻，牛总是准确无误地绊住我的一只脚，如此的悲剧结局所提示的是：在潜意识中，我承认在最后一击之际，我的本领中有侥幸的因素。尽管如此，我仍然继续实现着我理想的击斗，我置身于牛的两角之间，观众的呼喊犹如遥远的细语，而且也终于像梦中见到的一样，牛绊住了我，我的腿受伤了。我陶醉于忘我之迷狂中，几乎没注意到这些，在最后一击来临之时，牛倒在了我的脚下。

善待自己的身体

有一天，沩山禅师跷起他的一只脚丫，对徒弟仰山说："我每天靠它负载，对它实在感激不尽。"

仰山说："当年世尊在祇园中所说的，也与此无别。"

沩山说："还得再说一句。"

仰山说："冷时给它穿袜子，也不算过分。"

沩山说："你不负我当初教导，已经透彻了。"

如何看待你的眼睛，你的鼻子，你的胃，你的肺，你的手，还有你的脚？它们与你的"心"无异，和其他众生一样，也都各有各的想法，各有各的喜怒哀乐。因此，我们应该像对待亲人一样，学习去了解它们的看法，倾听它们的心声，感激它们的辛劳。

现在许多人一边忙着生计，不断地应酬、熬夜，给自己的胃灌下大量的酒和咖啡，给自己的肺吸入大量的烟；另一边又不断到医院接受 X 射线、CT 等身体检查。这是善待身体之道吗？当然不是。

基督教里的圣方济，基于他的宗教信念而苦修，结果在 43 岁时，就因身体撑不住而去世。临终前，他请求饱受他虐待的"身体——这头可怜的驴子"能够原谅他。因此，与其日后再恳求原谅，不如现在就善待你的身体。

需要注意的是，在禅师眼中，身体还是人的一大陷阱，不可过于执着。下面举一则禅学故事说明之：

一禅师从不提自己的名字，言行高深莫测，隐居在嵩岳。附近的山坞有间很灵的庙，里面只放了一口灶，远近来祭祀的人络绎不绝，被杀的牲畜不计其数。

禅师有一天带了随从进庙里，以手杖敲这口灶三下说："喂！这口灶只是泥瓦烧成的，有什么圣灵可言？却害死这么多生命！"

又猛打三下，把这口灶打成一地碎片。没多久，出现一名身着青衣头戴高帽的人向禅师礼拜，禅师问："什么人？"

"我就是这庙的灶神，受业力束缚，附在这口灶上。今天幸运得到您说无生之法，才得以脱离这口灶，往生天上，所以特来致谢。"

禅师说："解脱是你本来就具有的，不是我说了你才解脱，没什么好谢的，去吧！"

灶神再拜，瞬间消失不见了。

从此以后，人们称禅师为"破灶堕禅师"。

对许多人来说，一生的精神岁月都耗在让这具身体吃好、睡好、穿好、住好，满足身体的各种欲望上。神经症患者更是如此，只要躯体一有不适就不停地把大量的药物送入自己的胃里；部分患者甚至严格限制食物的摄入。文中灶神的身体就是这口灶，当灶被打破后，灶神立刻会到身体是短暂的寄托寓所，没有身体反而更为自由自在，当下就能往生天界。难怪老子会感叹："吾所以有大患，为吾有身。及吾无身，吾有何患？"

如何正确处理身体的不适症状呢？禅家提出了"接受""观照"等方法。例如：

> 有一天，佛陀和侍者阿难在黎明时分起身，禅坐到太阳升起，然后踏着清晨的阳光一起从驻地鹿野苑走向王舍城去托钵。这已经是佛陀每天的生活惯例了。
>
> 在鹿野苑和印度王舍城之间有一片草地，这天，佛陀以宁静的步伐像往常一样经过这片草地时，脚下突然传来一阵剧痛，赶忙弯下身去查看，发现原来是不慎踏在一块散落在草丛中尖锐的树木碎片上。由于当时印度人的风俗习惯都是不穿鞋的，光着脚丫踩在一块木刺上可想而知后果是什么，脚底已经被木刺深深刺入。当木刺被拔出来时，鲜血一下涌了出来，伤口很深。随从阿难尊者有点慌了手脚，只能帮佛陀稍事包扎，然后扶着佛陀赶快回到驻地休息。
>
> 到了当天晚上，佛陀的脚已经肿得很厉害了，而且伤口没有停止渗血。
>
> 阿难问佛陀："世尊，现在的脚是更疼痛了吗？"（世尊是阿难等弟子对佛陀的尊称）
>
> "是的！阿难，现在疼痛得很剧烈。"
>
> "那么世尊，能够忍受吗？"
>
> "阿难，虽然剧痛犹如两个力士绞着一个人在烈火上烧烤一样，但能够忍受。"
>
> ……
>
> 疼痛就这么持续着，到了午夜时分，佛陀坚定自己的正念，以做右胁狮子卧深入禅定，以宁静和欣悦之心使自己暂时摆脱疼痛。

第二天，第三天，佛陀脚伤的炎症和肿胀并没有消失，而且变得无法行走。每天只能由阿难尊者去王舍城托钵乞食，然后带回来给佛陀食用。

当时并没有我们现代的良好医疗条件，随处可见医院或者卫生所，所以佛陀的脚没有得到迅速治疗而加重了炎症。

佛陀的在家弟子医生听到这个消息，赶来给佛陀治疗，虽然医术高明，但也不能直接使佛陀脚部的炎症马上消失。

到了第四天，阿难担心地询问佛陀："世尊，今天的脚痛是否减轻了？能够行走了吗？"

"阿难，今天的疼痛并没有减轻，而是继续增强，不能行走。"

阿难内心想着："不知道是哪里来的碎木片，真是倒霉。佛陀的脚伤这么严重，是否今后会无法走路了，或者更加严重啊？"想到这里，焦虑担心更加厉害起来。

佛陀看见阿难焦虑的样子，告诉阿难："阿难，世间的人在遭遇痛苦时遭遇两支箭，而觉悟者只遭遇一支箭。所以世尊可以平静地承受这一疼痛。"

"怎么说呢？世尊，你的脚伤很厉害啊！"

"阿难，就如同一个聪明人不慎进入战场，被射中一支箭，这个人发现自己被射中了，就会以最快的速度离开战场并且去接受治疗，而不是继续在战场上探索这箭的来源、谁射的，或者以后又会如何；不聪明的人却与之相反，非但不以最快的速度离开战场，而是继续在战场上探索这箭的来源、谁射的，或者以后又会如何，这样他很快会被射中第二支、第三支，乃至更多的箭。

"而我的脚伤也是如此，已经为木刺所伤，也已经处理了伤口。虽然疼痛，那只是身体的疼痛，心却不去懊恼，因为这时候再去无谓懊恼为什么脚伤了等只会平添烦恼，伤口却并不因为这些懊恼而加快痊愈，反而可能更加严重。聪明的人，虽然身体上有苦痛，但心灵上不一起去苦痛。不聪明的人，当他们身体上遭遇病痛时，不但身体上苦痛，心也一起跟着无谓懊恼，但于事何补呢？"

当佛陀开示了阿难这样的道理后，继续保持对于自己伤痛的正念觉醒，体察身体依照自然而变迁的因果规律，或者有时候他训练有素地深入禅定中安住。他用这两种方式坦然承受脚伤带来的一切疼痛。

不久之后，佛陀以自己独有的内心宁静，明智地应对脚伤疼痛，度过了炎症期，脚伤一天天好转了。

佛陀这种对待身体病痛方法的有效性已被现代临床研究所证实，正如《正念与接受》这本书中写道：

假使你去看病，你跟医生说你头痛，再假如医生将你的双手置于你看不见的地方——你身背后，然后你想去掉头痛的每一个想法都变成用橡胶锤子敲打一次自己的头。而你不知道自己在打自己，或者你可能有很好的理由这样打自己。如果是这种情况，医生不会开给你阿司匹林或让你戴上帽子。从你要求减轻头痛的愿望来看可以让人理解，但是，从你的行为来看，你的每一次努力都意味着头上的又一次重击。现在你不仅感觉事情变得糟糕，而且还会因自己的不断努力使情况越来越糟糕而感觉难受。你可能会像现在问我一样去问其他医生：你有没有更结实的帽子，或者更强效的阿司匹林？嗯，首先，我什么都没有。其实，你这种急切想去掉头痛的想法只可能让锤子再次往你的头上砸。这并不是说你无药可救，而是你每次去掉头痛的努力都变成了对自己的打击。因此，当你患有这种头痛的时候，建议你最好放下锤子。

去死一回吧

有一个和尚问："我修行到了这一地步，就难以再前进，请问毛病出在哪里？"

大慧禅师说："你的毛病很奇特，良医也束手无策。怎么说好呢？别人是死了活不成，你却活了未曾死。要得到大安乐，你得去死一回才行。"

大慧禅师劝和尚"去死一回"，似乎并不是要他"了生死"，看破一切，自求解脱，而比较接近西方存在主义者所说的"死亡，让我们碰触自身的根本"，逼和尚去思考存在的根本问题。正如哲学家叔本华所说："如果能够善用机会的话，死亡实是意志的一大转机……死亡是从偏狭的个体性解脱出来的瞬间，而使真正根源性的自由得以再度显现……看破此中玄机的人，便可欣然、自发地迎接死亡。"

> 有一个和尚问："关于生死大事，请师父为我开导。"
>
> 僧密禅师说："你什么时候死去过？"
>
> 和尚："弟子不懂，请师父开示。"
>
> 僧密："不懂，你去死一次就懂了。"

死亡能让人顿悟生命之无常、贪恋执着之可笑、今是昨非……一个人在从车祸意外或心脏病突发中"死里逃生"后，最容易有这种顿悟的感觉；当至亲好友突然死亡时，自己多少也会跟着"死了一次"，回头猛醒。正如奥古斯丁说："唯有面对死亡之时，一个人的自我才真正诞生。"柏拉图也说："我们无法对自己的灵魂深处说谎。"直面死亡不仅不会带来毫无意义的人生、令人陷入绝望，相反会引发觉醒体验，令人更加完美地活着。

例如，马丁·路德在青年时代，就有过这种经验：有一天，他跟一群朋友走在路上，忽然一道雷电自空中劈下，马丁·路德死里逃生，但雷电却击中他身旁的一位好友，好友当场毙命。这次经历使他顿悟生命的无常，以后即热切投身宗教活动，为西方的基督教带来宗教改革。

在托尔斯泰的小说《伊凡·伊里奇之死》中也有类似故事：

> 傲慢、狭隘、自私的中年官员伊凡·伊里奇得了绝症，疼痛一直折磨着他。当死亡临近时，他才意识到自己将全部人生都用来追求名誉、声望和金钱，借此逃避死亡必将到来这个不争的事实。伊凡·伊里奇开始对那些毫无根据地说他会康复的人充满愤怒，他们还要让他这一生的错误继续下去。
>
> 在和自己的内心深入交谈之后，他清楚地意识到：他死得如此糟糕，

正是因为他活得如此糟糕。他的整个人生都错了。为了逃避面对一死，他竟然没有让自己好好活过。他觉得自己的人生就好像平时坐在火车车厢里，当他以为自己在前进时，却是在倒退。现在，他终于开始真正觉知到自己。

随着死亡逐渐逼近，伊凡·伊里奇发现自己其实还有时间。不仅是他，所有的生命都会面临死亡。他发现了自己的同情心，那股来自心灵深处的全新感受。伊凡对他人怀着温柔：当小儿子亲吻他的手时，当仆人充满关爱地照料他时，甚至对他年轻的妻子，伊凡也第一次感受到了那份柔情。他对他们充满了愧疚，为他曾经带给他们痛苦感到愧疚。最终他没有在疼痛中死去，而是在充满爱心的愉快之中安然阖眼。

因此，大慧禅师和僧密禅师提出的"去死一回"颇具深意。正如印第安人唐璜所说："当你觉得不耐烦时，请转向你的左边，死亡会给你一声忠告。"当我们为小事而痛苦时、当我们觉得无聊时、当我们为健康而焦虑时，该尝试做点有意义的事了。下面再以一则禅学故事来说明"好好活着"的问题：

大热天，禅院里的花被晒萎了。"天哪，快浇点水吧！"小和尚喊着，接着去提了桶水来。

"别急！"老和尚说，"现在太阳大，一冷一热，非死不可，等晚一点再浇。"傍晚，那盆花已经成了"霉干菜"的样子。

"不早浇……"小和尚咕咕哝哝地说："一定已经死透了，怎么浇也活不了了。"

"浇吧！"老和尚指示。

水浇下去，没多久，已经垂下去的花居然全站了起来，而且生机盎然。

"天哪！"小和尚喊，"它们可真厉害，憋在那儿，撑着不死。"

"胡说！"老和尚纠正，"不是撑着不死，是好好活着。"

"这有什么不同呢？"小和尚低着头。

"当然不同。"老和尚拍拍小和尚，"我问你，我今年80多了，我是撑着不死，还是好好活着？"

晚课完了，老和尚把小和尚叫到面前问："怎么样？想通了吗？"

"没有。"小和尚还低着头。

老和尚严肃地说："一天到晚怕死的人，是撑着不死；每天都向前看的人，是好好活着。得一天寿命，就要好好过一天。那些活着的时候天天为了怕死而拜佛烧香，希望死后能成佛的，绝对成不了佛。"

说到此，老和尚笑笑："他今生能好好过，都没好好过，老天何必给他死后更好的生活？"

你想多了

日本镰仓时代，有位真观禅师，许多人向他询问一些难题，他一一接见，却很少答复。

有一天，一位50多岁的老修行人问他："我自幼研究天台思想，但有一点我始终不能理解。天台宗认为：草木毕竟成佛。在我看来，这是非常奇怪的说法。"

真观看了他半晌，一个头已泛白的人，还在被与自己不相干的问题困扰着。

"讨论草木如何成佛，对你有何益处？"真观锐利的眼神透入对方的心里，"你应该知道的是你自己如何成佛。你有没有想过这点？"

老修行人讶异地说："奇怪，我从来没有这样想过。"

真观说："那就回去好好想一下吧！"

神经症患者有很多无谓的纷扰和烦恼，都是因为他们太有"见识"了，把问题想得太"深奥"了。又如：

密度和尚随法闲禅师修行。有一天，法闲手里拿着一炷香，绕着密度的禅床走了一圈，反手将香插进香炉里，然后问密度："和尚，你说这是什么意思？"密度接连说了几个看法，但法闲都说："不对。"

两个月后，密度实在忍不住，又问："那是什么意思，请师父老实告诉我吧！"法闲说："我只是将香插进香炉里而已，你自己怀疑个什么劲？"

别想太多了，回到当下来吧！正如《圣经》所说："何必为衣裳忧虑呢？你想田野里的百合花怎样长起来？它也不劳苦，也不纺织。然而我告诉你们，就是所罗门极繁华的时候，他所穿所戴的，还不如这一朵野花哩！……所以不要为明天忧虑，因为明天自有明天的忧虑……"

活在当下

赵州问僧人："你一天看多少佛经？"

僧人说："七八卷，或者十卷吧！"

赵州就说："你还不会看佛经。"

僧人以为赵州嫌他看经的速度太慢，所以反问赵州："和尚一天看多少佛经？"

赵州说："老僧一天只看一字。"

赵州永远活在当下，所以只看眼前那一个字。曾遇一神经症患者，高中学生，经常在学习时头脑中出现"来不及完成作业了，书看不完了……"结果注意力不能集中在眼前的内容上，目光不断在上一行和下一行移动，字也越写越糟糕。后来他故意用非常慢的速度阅读课文，有时像唱戏文一样去唱一句话。大约花了半个月左右的时间，把自己的问题解决了。

曾有报道，说有一群爱吃辣椒的老饕，一再央求面馆老板做出更辛辣的面，老板受到激励，不断改良，最后推出一种"天下无敌麻辣面"。结果只有3个人通过考验，可以一口气将"天下无敌麻辣面"吃到肚子里。据说，此面一入口，从嘴一直热滚滚、火辣辣到喉咙、食道，乃至五脏六腑像火炉一样，不是一般人可以承受得了的。第一位吃完"天下无敌麻辣面"的老饕说："我永远只吃眼前一小口面，不知不觉就吃完了！"他又补充说："绝对不能想已经吃了多少辣面了，也绝对不能去想还有多少辣面没吃，一想就会立刻破功，当场辣倒。"这可能是活在当下最好的注解。类似的例子在禅学中非常之多。例如：

> 苏东坡在杭州时，常与佛印禅师来往。有一天，苏东坡游山玩水时，在九里松遇到佛印，两人就携手同游。
>
> 东坡见到一座山峰高峻陡峭，问佛印："这是什么山？"
>
> 佛印说："这是飞来峰。"
>
> 东坡开始打机锋说："为什么不飞走呢？"
>
> 佛印说："一动不如一静。"
>
> 东坡说："如果要静，当初何必要飞来？"
>
> 佛印说："既然来则安之。"

有一位神经症患者曾经的工作是做模具，后来听说金融里的期货好做，能赚钱，就到上海去专门学习。当真正开始操作时，又害怕失败，把血本都亏了，还不如做老本行模具稳当呢。可是回头重操老本行吧，又觉得赚不了钱，不甘心。就这样，一年来啥也没干，整天在头脑中盘算着"以后做啥工作"，并患上了失眠症。

如何解决呢？回到当下正在做的事即可。正如托马斯·默顿曾给一个年轻的活动家提出建议："不要依赖对结果的期望……你可能要面临的事实是，即便不出现同期望相反的结果，你的工作也可能显得一文不值，甚至没有任何结果。当你习惯了这个想法，你会开始越来越关注工作本身的价值、正义和真理，而不是结果。"下面这则故事也反映了这一思想：

> 有人请桂琛禅师到地藏精舍开堂说法。他到了后，只管天天和僧徒种田干活。
>
> 有一天，一个别宗的和尚来见他，桂琛问："你们那里的佛法怎么样？"
>
> 和尚说："天天讨论，而且讨论得轰轰烈烈。"
>
> 桂琛说："我们这里，天天只管种田吃饭。"

和尚不解，问："你们这样，怎么能解脱？"

桂琛说："什么是解脱？"

现代心理学告诉我们，这是一个焦虑的年代、忧郁的社会，人人渴望解脱。正如贝尔特兰德·罗素所说："人类还从来没有过像今天这样如此多的忧虑，也从来没有过为如此多的原因而忧虑。"如果我们能以"初心"来对待日常事物，还会有那么多焦虑吗？正如：

有人问："要用什么功夫来修行？"

黄檗无念禅师说："不要打妄想。"

又问："什么是妄想？"

无念说："寻找方法来修行。"

又问："怎么才能无事心安？"

无念说："对每天处理的大事、小事、琐事，都不起厌弃的心，也不以为疲累，失去耐性。任何事情来了都以初次面对的心情来对待，这就是真正无事心安的人。"

黄檗无念的意思是"当下即是一切"，下面这则寓言故事也正好表达了这一意思：

一个美国商人坐在墨西哥海边一个小渔村的码头上，看着一个墨西哥渔夫划着一艘小船靠岸。小船上有好几尾大黄鳍鲔鱼，这个美国商人问渔夫要多少时间才能抓这么多。墨西哥渔夫说才一会儿工夫就抓到了。美国人接着问道："你为什么不待久一点，好多抓一些鱼？"墨西哥渔夫觉得不以为然："这些鱼已经足够我一家人的生活所需啦！"

美国人又问："那么你一天剩下那么多时间都在干什么？"墨西哥渔夫解释："我呀？我每天睡到自然醒，出海抓几条鱼，回来后跟孩子们玩一玩，再跟老婆睡个午觉，黄昏时再到村子里喝点小酒，跟哥们儿玩玩吉他，我的日子过得可充实又忙碌呢！"

美国人不以为然，帮他出主意，他说："我是美国哈佛大学企管硕士，我倒是可以帮你忙。你应该每天多花一些时间去抓鱼，到时候你就有钱去买条大一点的船，再买更多的渔船。然后你就可以拥有一个渔船队。然后你可以自己开一家罐头工厂。如此你就可以控制整个生产、加工处理和行销。然后你可以离开这个小渔村，搬到墨西哥城，再搬到洛杉矶，最后到纽约。在那里经营你不断扩充的企业。"

墨西哥渔夫问："这又花多少时间呢？"美国人回答："15 到 20 年。"

"然后呢？"

美国人大笑着说："然后你就可以在家当皇帝啦！时机一到，你就可以宣布股票上市，把你的公司股份卖给投资大众。到时候你就发啦！你可以几亿几亿地赚。"

"然后呢？"

美国人说："到那个时候你就可以退休啦！你可以搬到海边的小渔村去住。每天睡到自然醒，出海随便抓几条鱼，跟孩子们玩一玩，再跟老婆睡个午觉，黄昏时，到村子里喝点小酒，跟哥们儿玩玩吉他啰！"

墨西哥渔夫疑惑地说："我现在不就是这样了吗？"

人的一生，到底在追求什么？

你追求什么，人生的价值是什么，对于世界每一个角落的人都永远是沉重的话题。不过永恒的真理就是"把当下之一刻活好"。下面再举一例：

有一晚，五祖法演与三位弟子在凉亭聊天，等到回去时，油灯也烧尽了，五祖法演从黑暗中传来声音说："每个人都对此情此景下一转语。"

佛鉴曰："彩凤舞丹霞。"意思是：虽然夜色茫茫，但是已悟的人内心自有光明照耀前路，依然自由自在，宛如彩凤悠游于美丽的晚霞中。

佛眼曰："铁蛇横古路。"意思是：黑色的铁蛇挡在古路上，这解脱之路并不好走啊！有条铁蛇一夫当关，万夫莫敌！可是，铁蛇乃是有外形而无实质内涵的假货，就像龟毛鬼角一样子虚乌有。这个阻碍，似有实无，在悟者眼中，大道宽坦，毫无羁绊。

佛果曰："看脚下！"意思是："注意脚下！"

五祖法演赞叹说："以后我们禅宗会死在克勤（即佛果）的手上啊！"

在漆黑的夜路，师徒要回家，手上的灯火又熄灭了。这个意象，不就是神经症患者的人生写照吗？象征着人们在黑暗中寻找回心灵家乡的路。不管有多痛苦，当务之急是把当下之事做好。正如爱默生所说："与当下内心相比，身前身后之事皆是浮云。"

顺其自然和保持平常心

僧人问大安禅师："黄巢大军来时，和尚躲到什么地方？"
大安说："就躲在五蕴山中。"
僧人说："如果被乱军捉到了，该怎么办？"
大安说："就跟黄巢玩闹一场。"

"黄巢军来"，指的是烦恼、妄想来了。大安说："躲在五蕴山中。"意思是人就是五蕴和合的五蕴山，本来就在五蕴山中，有什么好躲的呢？所以，大安表达的是"顺其自然"的意思，烦恼来时就任它来吧！不要逃避。本来就没有烦恼这玩意儿，有的只是世人所谓烦恼的执着、概念而已。此外，大安还提醒我们，"就跟烦恼玩闹一场"，不要把烦恼、妄念当作敌人而跟它厮杀，而是与烦恼共舞，与妄念共枕。

有人问："什么是平常心？"
景岑禅师答："想睡就睡，想坐就坐。"
对方说："学生无法领会。"
景岑又说："热了就去乘凉，冷了就去烤火。"

这就是平常心，简单明了。如果再加上一句："不想睡就不睡，不想坐就不坐"就更好了。它也正是马祖禅师所说的"无造作，无是非，无取舍，无断常，无凡无圣"，热了乘凉，冷了烤火，"在无足轻重的社会里，无足轻重的事件中，做个无足轻重的人，过平平常常的生活"。与艾丽斯·沃克所言的"无须期待，随缘且喜"也颇为一致。但如果你一开始"想"，那就"不平常"了。正如：

> 有一天，赵州和尚问南泉禅师："什么是道？"
>
> 南泉说："平常心是道。"
>
> 赵州问："道可以追求吗？"
>
> 南泉说："当你想要追求它时，就离它越远了。"

平常心就是无所用心，而追求就是用心。许多神经症患者在遇到考试、升迁、竞赛等不平常的时刻，心就跟着不平常起来，此时如果一再告诉自己"不要紧张，什么都不要想"，这就太过"用心"了，反而会让人更加紧张。对焦虑症患者来说，命令自己什么都不想（不起一念）是没有用的，因为"什么都不想"是努力在压抑，那也是一种用心，结果就是越想"什么都不想"，就越会胡思乱想。百丈禅师对顺其自然和保持平常心说得更为深刻：

> 有个和尚问："弟子受戒后，身口清净，诸恶不作，众善奉行，这样能够得到解脱吗？"
>
> 百丈答："只能得到部分解脱，还不能彻底解脱，因为你的心还没有解脱。"
>
> 和尚又问："要怎样才能让心得到解脱？"
>
> 百丈答："不刻意求佛，不妄求知解，超越垢净等二元对立，无所求，乃至连无求的念头也消除，才可以得到心的解脱。既不畏惧地狱之苦，也不喜爱天堂之乐，不受一切法拘束，才可以称为真正的解脱无碍。"

真正的解脱是心的解脱，彻底的解脱是"不刻意""不妄求""既不畏惧地狱之苦，也不喜爱天堂之乐"，也就是森田正马博士提出的"顺其自然""为所当为"。

摆脱完美主义

有位刚到不久的僧人，神气地对赵州说："我从长安出发，一路上横挑拄杖，一直走到这里，没有撞到一人。"

赵州立刻回他一句："那是因为你的拄杖太短！"

僧人无言以对。

僧人说话的口气好大，意思是从长安到赵州，没有遇到一个像样的禅师。为什么他没有看出人人都是一尊佛呢？为什么他一开口就说别人都不行呢？这是他强烈的"法执"和强烈的"我执"导致的刻板思维和刻板行为。用现代心理学的话说，就是"完美主义"作祟。因此，赵州不得不当头棒喝，"是你的拄杖太短"，意思是说你自己有问题。下面这个希腊神话说的也是这个意思：

普罗克鲁斯特斯是希腊神话中的恶霸，他常把旅客引诱到他的住所，迫使他们睡在一张铁床上。

如果铁床比旅人的身材还长，他就用力把旅人的头脚拉长。

如果旅人的身材比铁床长，他就用刀斧把旅人的头脚砍成铁床的长度。

所以睡过他的铁床的旅人，几乎不是死于非命，就是少了半个头、断了半条腿，很少有人全身而退。

来参访的僧人正是由于心中有一张"普罗克鲁斯特斯的铁床"，所以看其他人都不行。在许多神经症患者的心中，也有一张"普罗克鲁斯特斯的铁床"，他们看世界不顺眼，看别人不顺眼，甚至看自己也不顺眼，于是拿起理智思维言语的刀斧把世界砍成碎片，把别人砍成缺手缺脚的圆木，来符合自己心中不可更改的铁床。部分强迫症患者就是这样，他们看什么都是脏的，心须要洗手洗到一定的次数；走路一定要走几步停一下，不然得回头重新走，有些人还一定要先迈左脚；房子里的东西必须按固定的方式摆放……下面这则苏菲寓言故事就是这种情况的精确写照：

> 教长在野地捉到一只颗鸟，他非常不欣赏这只怪鸟的模样，他对鸟说："你看起来一点都不像是鸟，让我来帮助你。"
>
> 然后他拔出弯刀，迅速将鸟嘴与长脚剁掉。
>
> 他开心地说："就这样，现在你像鸟了！"
>
> 不幸的是，这只被整形手术改造成教长心目中像鸟的鸟，立刻一命呜呼了。

神经症患者如果想摆脱心中的"完美主义"，就不要给自己和世界贴标签，正如下面的对话所示：

> 秀才问："佛不会违背众生的愿望，对不对？"
>
> 赵州说："对的。"
>
> 秀才说："我想要和尚手上的拄杖，可以吗？"
>
> 赵州说："君子不夺人所好。"
>
> 秀才说："我不是君子。"
>
> 赵州说："我也不是佛。"

加诸身上的任何标签、身份定位，其实都是通往解脱之道的绊脚石。只要不给自己贴标签，不认同自己是某一个身份，自由就会翩然出现。如果认定自己是佛、是君子、是禅师、是……别人应该……这就有问题了。许多神经症患者由于怕别人知道自己心理有问题，往往给自己贴上"我体质虚弱""我胃长期不好""我心脏不好"等标签，而要求周围的人迁就自己、照顾自己，结果越来越糟糕。

行动本位

> 有外道来请教世尊："一切事情都是恒常不变的吗？"世尊沉默不语。
>
> 外道又问："那么一切事物都不是恒常不变的吗？"世尊仍然沉默不语。
>
> 外道感到十分疑惑，按逻辑来说，诸法不是常就是无常，两个之中一定有一个对，为什么世尊都不回答呢？所以他又问："世尊！你是了知一切事物的觉悟者，为什么不回答我呢？"
>
> 世尊说："你的问题，全都是戏论，叫我如何回答呢？"

常与无常，是形而上的问题。佛陀认为，如果一个人只是思考形而上的问题，对于人的烦恼、痛苦毫无帮助；而且，耽溺于形而上的思考，本身又是烦恼、痛苦的来源。诸法，没有常与无常，诸法只是依照本来面目忠实地展现。但人类在认识诸法时，却用常与无常等语言、概念投射其上，使得人类只认识这些语言、概念，却自隔于诸法的本身面目。

佛陀对这类问题的沉默不语，一层意思是：远离语言、概念吧，回到人类还没有投射语言、概念之前的心；另一层意思是：别耍嘴皮子了，回到行动上来吧。有一句谚语说得好："如果空喊能造出一所房子，驴子也能修一条街了。"明朝的憨山德清也说："学道容易悟道难，不下功夫总是闲；能信不行空费力，空谈论说也徒然。"甘地说得更清楚："任何人只要做出和我一样的努力，胸怀同样的期望和信心，就能做出我所做过的一切。对此，我是确信无疑的。但如果没有行动的话，期望和信心又算是什么呢？"下面这则故事也反映了这一意思：

> 他（阿难）五体投地，虔诚顶礼，诉说道："我是佛陀最小的弟弟，最受佛的疼爱。出家之后，佛陀更是对我关怀备至。再加上我是佛的侍者，只求多闻佛法，并未实修实证。我总是想，依靠佛的神力，不必自己辛辛苦苦地修行，以为佛会特别照顾我，将三昧赏赐给我……"

佛陀说："你肚子饿了，我能为你吃饱吗？"

"不行，吃饭之事，不能替代。"阿难说。

"那么，我将一些美味佳肴说给你听，你也都能背诵，能实际解饥吗？"

"不能。"阿难说，"佛陀，我已经知道了，我的身心和您的身心是不能相互替代的，所以，尽管我日夜厮守着伟大的佛陀，却并不能明心见性，大彻大悟。我也明白了，我虽然听佛讲经最多，会背的佛经最多，但是，如果不按照佛法实践求证，依然愚蠢无知，不能摆脱人生的烦恼。"

许多神经症患者就是这样，不仅经常到网上查找许多与自己疾病相关的医学信息，而且看医生也很积极，但就是执行力太差。许多患"失眠恐惧症"者，尽管医生反复告诉他要每天控制住在床上的时间，白天做一定的事，参加一定的运动。但在下次复诊时，他往往会告诉你："医生，道理我都懂，就是做不到啊！"

对于强迫症患者，就诊时医生告诉他："当您识别到是强迫念头在作怪时，告诉自己，不是我要去检查门是否关好，是强迫念头要我去的，然后就带着这种念头去做其他的事。"病人在医生面前也保证得很好。离开诊室后，他又我行我素，往往为了暂时减轻焦虑感而做了强迫症的奴隶。

清末的康有为说过："冬天晒太阳是一件很惬意的事情，但你不能指望别人替你去晒，你必须自己走到阳光下。"民间有句谚语说得好："黄金随着潮水来，捞起你也得弯弯腰。"对神经症的治疗来说，有效的行动是第一位的。

工作具有治疗作用

无德禅师收了不少青年学僧，大家慕名而来跟他学禅，禅师叫大家把所有一切都不准带进山门。在禅堂里，他要学僧"色身交予常住，性命付给龙天"，但学僧有的好吃懒做，讨厌工作；有的贪图享受，攀缘俗事。

无德禅师不得已，说了下面一段故事：

有一个人死后，神识来到一个地方，当他进门的时候，阎王对他说：

225

"你喜欢吃吗？这里有的是东西任你吃。你喜欢睡吗？这里睡多久也没有人打扰。你喜欢玩吗？这里有各种娱乐由你选择。你讨厌工作吗？这里保证没有事可做，更没有人管你。"

于是，此人高高兴兴地留下来。吃完就睡，睡够就玩，边玩边吃，3个月下来，他渐渐觉得有点不是滋味，于是跑去见阎王。并求道："这种日子过久了，并不见得好，因玩得太多，我已提不起什么兴趣；吃得太饱，使我不断发胖；睡得太久，头脑变得迟钝；您能不能给我一份工作？"

阎王说："对不起！这里没有工作。"

又过了3个月，这人实在忍不住了，又向阎王道："这种日子我实在受不了了，如果你再不给我工作，我宁愿下地狱！"

阎王说："你以为这里是天堂吗？这里本来就是地狱啊！它使你没有理想，没有创造，没有前途，渐渐腐化，这种心灵的煎熬，要比上刀山下油锅的皮肉之苦，来得更叫人受不了啊！"

许多神经症患者的生活跟上文处于地狱中的人状况相差无几。他们整天为失眠、躯体不适等症状苦恼，并认为自己体虚，不能过于劳累。其实，安逸久了就会体能下降，耐受挫折能力降低。我们每年都有数例不想上学的学生来接受咨询，他们一到学校就出现头痛、腹痛、失眠等症状，在家休息时基本上没有症状。就这样，他们不断缺课，在家玩电脑、看电视、打游戏……并且因身体不好也得到了父母的特别照顾。有几个父母接受让孩子去劳作的建议：开始对孩子的症状不闻不问，也不逼着其上学，当然也不许在家闲着，而要求他们跟着自己天天到田间干活。结果不到两周，孩子不仅不抱怨身体不适，而且主动要求恢复学业。从此开始珍惜学校生活，与同学也能融洽相处。正如下面这则禅学故事所说：

韩国镜虚禅师带着出家不久的弟子满空出外云水行脚。满空一路上嘀咕，嫌背的行囊太重，不时要求师父找个地方休息。镜虚禅师不肯答应，始终精神饱满地向前走去。一天，经过一座村庄，有个妇女从家中走出，在前面走的镜虚突然握住妇女的手，妇女尖叫了起来。妇女的家人和邻居闻声出来，以为和尚轻薄，齐声喊打。身材高大的镜虚禅师掉头，不顾一切地奔逃。满空背着行囊也跟在师父的后面飞跑。过了很久，跑过几条山路，村人无法追上这师徒二人。在一条寂静的山路边，镜虚停下来，回头非常关心地问："还觉得重吗？""师父，很奇怪，刚才奔跑时一点都不觉得行囊很重！"

与文中的弟子类似，神经症患者很多时候不是没有这个能力，只是回避或者没发现自己的潜能而已。我们临床对大部分神经症患者都会布置运动的任务，并告诉他们：信佛教的人念佛经，信基督教的人读圣经，无聊的人念烦恼经；只要像健康人一样地生活，你就能健康起来；不要总把自己当成病人，啥事也不做；不要认为得先消除症状、改善情绪，然后再恢复到健康的生活，这样做将永远不可能有健康的生活；对情绪如何不要去理会，首先要像健康人一样去行动，这样，不好的情绪也就自然而然地变成健康的情绪了。下面这则真实事例进一步证实了工作的治疗价值：

> 1961 年，台湾星云禅师在云林县虎尾镇念佛会主持佛七。益妙尼师前来，神色忧戚地告诉他："恐怕您下次来就看不到我了。"星云禅师问她为什么，她说："我染患大肠癌，医生说我只剩下 2 个月的生命……"星云禅师当时也不知如何安慰才好，只是说道："出家人应该把生死看淡，生死一如，不要老是挂念死，在有生之年，做些喜欢做的事、助人的事，做一日和尚撞一日钟，其他的事不要想得太多。"益妙听了之后收起悲哀的情绪，在云林广播电台开辟《佛教之声》节目度众利生。每天半小时播佛教的节目，需要 1800 元左右，她就这么"5 块钱、10 块钱"地到处奔波募捐化缘，好缴纳《佛教之声》节目的播出费。结果，20 年后，益妙尼师不但没有往生，还脸上泛满红润色彩，云林广播电台《佛教之声》节目不断地给予听众莫大的信心和力量，而这位益妙尼师的生命也继续在发挥着她的光和热。

如果整天无所事事、忧心忡忡，可能会加重病情，促进死亡。例如：

相传，地狱里的赵判官奉阎王之命，到人间来告知世人的阳寿还剩多少。赵判官坐在路边，手拿摇铃，对着告老还乡的甲说："你的寿命只剩下3个月；3个月后我会到你的家中摇铃，只要铃声一响，你就要随我的引导而亡。"

赵判官又摇铃一声，对着经商路过的乙说道："你的寿命也是只剩3个月，3个月后我会到你府上摇铃，在铃声中，你将随我而亡。"

甲乙二人闻言，心生恐惧，忐忑不安。从此以后，甲每日忧伤烦恼，想到自己只剩下3个月的寿命，饭也吃不下，觉也睡不好。每天只是看着自己所赚的钱财发愁，手中不断地数着自己一生辛劳所积聚的财富，不知如何是好。而乙一想到自己还剩下3个月的生命，深觉人生苦短，即使拥有万贯家财，于我又有何用？因此他广行布施，到处造桥铺路，随缘济贫救困，如此一忙，竟然忘了自我。

当3个月期限一到，赵判官依约来到甲府，本来已因忧郁烦恼、心神不宁，导致身体衰弱的甲，一看到赵判官，铃声还没响起，他就已经倒地而亡了。然而乙则因为行善布施，造福乡里，感念之余，为表谢意，联手赠送牌匾。一时锣鼓喧天，热闹不已，因此任凭赵判官的铃声再响，乙均未听见，仍然自在地生活，深感为善最乐。

人往往是自己吓自己

《百喻经》中有一则故事：

从前乾陀卫国有一班艺人，因为岁时饥馑就到别处去觅求生计。途经婆罗新山，而这山中素来多恶鬼，如吃人的罗刹鬼之类。当时这帮艺人一起在山中过夜，山中风寒，就燃火而卧。有一位艺人觉得冷，就起来披上演罗刹用的戏衣，向火而坐。伙伴中有人一觉醒来，猝然看见火边有一个罗刹鬼，竟不细察一下，爬起来就逃。于是惊动了其他伴侣，全都逃奔而去。这时，那个穿罗刹衣的人不明就里也立即跟了上去，奔驰绝走。众人见他在后面，以为要加害他们，倍增惶怖，就越山渡河，投沟赴壑，身体都伤破了，委顿跌踬，疲惫不堪。直至天明，方才知道不是鬼。

世上本没有鬼，鬼源自人们内心的恐惧。大部分神经症患者亦如此，他们多半胆小怕事，也多半怕别的东西，有人怕黑，有人怕高，有人怕水，有人怕狗……至于怕苦、怕累、怕挑战、怕失败、怕失去……虽说与"怕鬼"的跨度有些大，但本质上都是一致的，是"死亡恐惧"。之所以会害怕，大部分时候是对这一事物或现象的不够了解，是自己"妄心"所致。正如马克·吐温所说的那样："我的生活充满可怕的厄运，可是其中大部分从未发生过。"

不仅鬼怪如此，人类社会的各种困难依然如此，往往是自己给自己设置障碍。又如：

很多年以前的一个晚上，在德国一所大学里，一个18岁的青年学生吃完晚饭后，照例做导师每天布置给他的三道数学题。这个学生很有数学天赋，导师对他寄予了厚望，因此，在他完成固定作业之外，还会多给他布置几道较难的题。一般情况下，这个学生会在3个小时内把所有作业做完。

这一天，他像往常一样，不到3个小时，就把固定作业做完了。可是，在多布置的题中，最后一题写在一张小字条上，要求用圆规和一把没有刻度的直尺，画出正十七边形。

学生也没有特别在意，只是埋头做题。几个小时过去了，却找不到解答方法。他想：也许是导师看到我每次做题都很顺利，就故意给我增加一些难度吧。越是困难，他越想把这道题攻克。他拿着圆规和直尺，一边画一边想着各种可能的思路，一直持续到天亮。最后，这道题终于被解开了。

学生拿着自己的作业，来到导师的办公室。他内疚地对导师说："您给我布置的最后一道题，我做了整整一个通宵才解答出来。对不起，我辜负了您对我的期望。"导师接过他的作业一看，惊呆了，问道："这是你昨天晚上做出来的？""是啊。可是我很笨，竟然花了整整一个晚上的时间。"

导师让学生坐下，取出圆规和直尺，让他当面在纸上再画一个正十七边形。学生很快就画了出来。这时，导师激动地说："你知道吗？你解开了一个有两千多年历史的数学悬案。这道题，阿基米德没有做出，牛顿没有解出。你竟然在一个晚上就把它解答出来了！你真是个天才。我也在研究这道题目，昨天给你留题时，我一不小心把写这道题的小字条夹在了给你布置的作业里。"

很多年后，这个学生回忆那件事情时，总是说："如果有人告诉我那是一道两千年没有解开的题目。我不可能在一个晚上把它解决。"这个学生就是数学王子高斯。

许多神经症患者由于"自卑感"和"不安全感"作祟，处处觉得自己不行，世界充满恐惧。诗人臧克家的诗句："一万支暗箭埋伏在你的周边，等候着你一千次小心中一次的不检点。"可以视为这类患者心理冲突的一种刻画，他们时刻在为过去和未来担心：门窗关好了没有？煤气灶关好了没有？自来水龙头拧紧了没有？手洗干净了没有？被邻居家的狗碰了下小腿会否得狂犬病？……并导致反复地检查和回避，进一步增加"恐惧心理"。

如何治疗呢？下面利用泰国著名禅修大师阿姜查自我治疗的例子来说明：

夜幕低垂时，我没有其他的事了。若我试着跟自己讲道理，我知道自己一定不会去，因此抓着一位白衣就这么去了。

"该是瞧瞧你的恐惧的时候了，"我对自己说，"若我的死期已到，那就让我死吧！若我的心这么冥顽不灵，就让它死吧！"我如此暗想着。

事实上，我心里并非真的想去，但我强迫自己去。若要等到所有事情搞定才去，你将永远也去不成。因此，我义无反顾地去了。

……

那位白衣希望能紧邻着我搭伞帐，但我拒绝了，让他与我保持一段距离。其实我心里是希望他能靠近一点，陪伴并支持我，但是我没有这样做。

"若它如此恐惧，那让它今晚就死了算了！"我挑战自己。虽然很害怕，但我也有勇气，反正人生难免一死。

天色逐渐变暗，我的机会来了。哈，我真幸运！村民正好带来一具尸体。我吓得连脚踩在地上的感觉都没了，恨不得立刻离开。他们希望我做一些葬礼的诵念，但我无法参与，于是就走开了。

过了几分钟，等他们离开后，我再走过去，发现他们将尸体葬在我的伞帐旁，并将抬尸体用的竹子做成床好让我睡。

现在我应该做什么呢？村子距离这里并不算近，至少有两公里远。

"好吧！若我会死，我就死。"

若你不敢去做，则永远不会知道它是怎么一回事，那真的是一种宝贵的经验。

随着天色愈来愈暗，我不知在坟场可以往哪里跑。

"哦，让它死吧！人生到这世上来，总难免一死。"

太阳西沉，夜色告诉我应进入伞帐里，我完全不想行禅，只想待在伞帐里。每次我尝试走向坟场，似乎就有东西将我拉回，阻止我往前走，仿佛是我的恐惧正在与勇气拔河一样。但我还是得往前走，你必须这样训练自己。

……

我坐在伞帐里，彻夜观察身体。我没有躺下或打瞌睡，只是静静地坐着。我是如此恐惧，即使想睡也无法入睡。是的，我害怕，不过还是尽力做。我彻夜打坐。

……

然后，大约晚上 10 点左右，我背对着火打坐。我不知那是什么，但从背后的火堆传来一阵拖着脚走路的声音。是棺材刚好垮下来吗？也许是野狗在咬尸体？但又不像，它听起来更像是一头水牛在缓缓地走动。

"啊！别管它……"

但它接着朝我走来，好像是一个人！他走近我的背后，步伐沉重，像头水牛，但又不是。在它向前移动时，树叶在它的脚下沙沙作响。好吧！我只能做最坏的打算，我还能去哪里呢？但它并未真的走近我，只是转了一圈就往白衣的方向走去，然后一切重归寂静。我不知那是什么，但恐惧让我做了许多可能的猜想。

我想大约过了一个半小时，那脚步声又开始从白衣的方向走过来。就像是人一样！这次它直冲向我，好像要将我转过去一样！我闭上眼睛，拒绝睁开。

"我要闭着眼睛死去。"

它愈来愈近，直到一动也不动地停在我的面前。我感觉他那烧焦的手似乎在我紧闭的双眼前来回挥动。啊！真的是它！所有的一切都被我抛到脑后，忘了颂持 Buddho、Dhammo、Sangho（佛、法、僧），脑袋里一片空白，内心中满是恐惧，除了恐惧，没有其他。

打从我出生以来，不曾经历过如此的恐惧。Buddho 与 Dhammo 消失得无影无踪，我不知道它们在哪里，只剩下恐惧充塞在胸膛，直到它仿佛像一张绷紧的鼓皮。

"算了，就随它去吧！我不知道还能怎么办。"

我仿佛凌空而坐，只注意正在发生的事。恐惧大到淹没了我，犹如装满水的瓶子。若你将水装满瓶子，然后想再多倒一些，水就会溢出瓶子。同样地，我的心已装满了恐惧，开始流溢出来。

"我究竟在害怕什么？"一个内在的声音问道。

"我怕死！"另一个声音回答。

"那么，'死'这个东西在哪里呢？为何要如此惊慌？看看死亡的所在，死亡在哪里？"

"哎呀！死亡就在我里面！"

"若死亡在你里面，那么你还能逃去哪里呢？若逃走，你会死；若待在这里，也会死。无论到哪里，它都跟着你，因为死亡就在你里面，你根本无处可逃。无论你是否害怕，你都一样会死。面对死亡，你无处可逃。"

当我想到这点，我的观念似乎整个翻转过来。一切恐惧完全消失，简直是易如反掌，真是不可思议！那么深的恐惧，竟然能如此轻易地消失！无畏取代了恐惧。当时我的心愈升愈高，仿佛置身云端。

……

阿姜查禅师这种治疗方式颇似现代心理治疗中的暴露疗法，确为治疗恐惧症经典而有效的方法。简单而言，就是不能逃避，怕什么就去干什么。

善于忙碌

有一个学僧到法堂请示禅师道:"禅师!我常常打坐,时时念经,早起早睡,心无杂念,自忖在您座下没有一个人比我更用功了,为什么就是无法开悟?"

禅师拿了一个葫芦、一把粗盐,交给学僧说道:"你去将葫芦装满水,再把盐倒进去,使它立刻溶化,你就会开悟了!"

学僧依样葫芦,遵示照办,过了没多久,跑回来说道:"葫芦口太小,我把盐块装进去,它不化;伸进筷子,又搅不动,我还是无法开悟。"

禅师拿起葫芦倒掉了一些水,只摇几下,盐块就溶化了。禅师慈祥地说道:"一天到晚用功,不留一些平常心,就如同装满水的葫芦,摇不动,搅不得,如何化盐,又如何开悟?"

学僧:"难道不用功可以开悟吗?"

禅师:"修行如弹琴,弦太紧会断,弦太松弹不出声音。保持平常心,不忘给自己留一点空隙,才能悟道。"

学僧终于有所领悟。

许多神经症患者就跟文中的学僧一样,当医生告诉他要"做点什么"时。他觉得自己有点委屈,会跟医生说:我平时很忙的。的确,他们常用打麻将、旅游散心、逛街购物等多样化的娱乐使自己忙碌。但奇怪的是,白天忙的时候头脑里基本上"不会胡思乱想",一到空闲下来和晚上,头脑里杂七杂八的念头不知从哪里冒出来。

这其实是一种瞎忙,这种忙碌用患者的话来说叫"转移注意力",属心理学上的"中和思维",对轻度的焦虑和强迫或许有暂时效果,从长远来看,可能是有害的。因为,多样化的娱乐就像是麻醉剂,麻醉时间一过,空虚感又会来袭。换句话说,这种方法的本质是对"念头"的压制、逃避或者以另一种刺激代替原来的刺激,是无效的。正如:

克契禅师个性随和，遇事尽可能不去麻烦别人，就连修行也是一个人默默地进行。一天，佛光禅师问他说："你来我这儿也有12个年头了，有没有什么问题呢？要不要坐下来聊聊啊？"

克契连忙回答："禅师您已经很忙了，学僧怎好随便打扰呢？"

时光荏苒，岁月如梭，一晃又是三个秋冬。

这天，佛光禅师在路上碰到克契，又有意点化他，主动问道："克契啊！你在参禅修道上可曾遇到些什么问题？"

克契答道："禅师您那么忙，学僧不好耽误您的时间！"

一年后，克契经过佛光禅师的禅房外，禅师再次对克契说道："克契，你过来，今天我有空，不妨进禅室来谈谈禅道。"

克契赶忙合掌，不好意思地说："禅师很忙，我怎能随便浪费您的时间呢？"佛光禅师知道克契过分谦虚，再怎样参禅，也是无法开悟的。于是等到佛光禅师再次遇到克契时，便对他说："学道坐禅，要不断参究，你为何老是不来问我呢？"

克契仍然应道："老禅师，您忙，学僧实在是不敢打扰！"

这时，佛光禅师大声喝道："忙！忙！我究竟是为谁在忙呢？除了别人，我也可以为你忙呀！"佛光禅师这一句"我也可以为你忙"的话，顿时惊醒了克契：忙不过是逃避的借口，不知道自己哪里不明白，不在不明白处仔细探究是阻碍禅修精进的石头。

神经症患者就像克契一样，越逃避就越治不好。因此，我们一方面要在忙碌的同时"给自己留一点空隙"，让自己有机会"观照"或"拥抱"头脑中的念头；另一方面要善于忙碌。

有人说，生活中有两类人：一类是躺着过日子，一类是站着干工作。躺着过日子的人，自感身体舒服，可宝贵的生命却在舒服之中失去了光泽，做人的精神却在舒服之中消磨了锐气。站着干工作的人，付出代价，而生命却在付出中换来了辉煌，精神却在付出中换来了不朽。就我们临床所见，这类躺着过日子的人容易患神经症。

　　曾经有人做了一个调查："中了 500 万大奖，你会做什么？"大部分人的回答是"辞职"。有趣的是，如果追问他们辞职后想做什么，大部分人的回答又会统统回到做自己喜欢的事上。从这个角度看，善于忙碌是做自己甘心忙碌的工作。有哲人提出："工作如果是快乐的，那么人生就是乐园；工作如果是强制的，那么人生就是地狱。"能从工作中找到乐趣，就是善于忙碌。用人本主义心理学家马斯洛的话说："一流的家庭主妇比二流的教授更接近自我实现。"这种"自我实现"的人当然也就更少患神经症了。用我国神经症研究专家许又新教授的话说："当您什么时候找到一件做起来比怀疑身体有病更有意义的事时，您的病就好了。"简单地说，专注地做自己喜欢的、有意义的事就是"善于忙碌"。

第 84 个烦恼

　　有位农夫曾经到佛陀跟前倾诉他的烦恼。他告诉佛陀务农的工作有多么困难，无论是雨季或干旱都会带来各种问题。他也告诉佛陀虽然他很爱自己的太太，但还是不能忍受她的缺点。同样，他虽然很爱他的孩子，不过他们仍然无法令他完全满意。他问佛陀这些问题要如何解决。

　　佛陀答道："很抱歉，我无法帮助你。"

　　"这话是什么意思？你不是一名伟大的导师吗！"农夫如此斥责佛陀。

　　佛陀答曰："先生，事情是这样的，所有的人类都有 83 种烦恼。其中有些烦恼也许偶尔会突然不见了，但很快又会生起其他的烦恼。因此，我们永远都有 83 种烦恼。"

　　农夫的反应非常愤怒："那你那一大套的说法又有什么用？"

　　佛陀答曰："我的法虽然无法解决这 83 种烦恼，不过也许能纾解第 84 个烦恼。"

　　农夫问道："第 84 个烦恼是什么？"

　　佛陀答曰："第 84 个烦恼就是我们根本不想有任何烦恼。"

用认知疗法治疗专家的观点看，支撑农夫这个错误想法的功能失调性假设是：人生应该是没有痛苦的。神经症患者也是如此，他们"不想失眠""不想疼痛""不想工作""不想与××来往""想快乐""想赚钱""想有面子"……结果是，越抗拒烦恼越多，越想要越是得不到。因为，"诸受皆苦"，我们抗拒什么就会强化什么；同样，"外重则内拙"，过分期待结果就会让自己紧张，无法安住当下。

那怎么办呢？佩玛·丘卓说过的一则故事可以为我们提供解决之道：

> 佩玛·丘卓有一位童年结交的友人，总是重复地梦见自己在一栋大房子里被一些凶猛的怪兽追赶。每当她关上身后的一扇门，怪兽就会立刻将门打开而令她惊恐万分。佩玛问她这些怪兽到底是什么模样，她这才发现自己从未正眼看过它们。后来她又做起这个噩梦时，心态却有了改变；她不再躲避这些怪兽，反而转过头来看着它们。虽然它们看起来是那么巨大而恐怖，却没有攻击她；它们只是不停地跳上跳下。她凑上前去看着它们，那些色彩鲜艳的立体怪兽竟然缩成了黑白的平面体。她从梦中醒来，从此再也没做过那个噩梦。

神经症患者也是如此，由于总想把心中的焦虑、恐惧等"怪兽"推开，它们才变得越来越逼真。只要我们能看透这股抗拒力，人生就变得有解了。我们不妨在遇到想逃避的情境时问一下自己："这是什么？"然后试着安住在当下的经验之中。如果你的心飘走了，把它拉回来，再问一次自己这个问题。

生病是解决冲突情境的方法

有一个考过5次东京大学5次都落榜的人来寺庙找尾关宗园禅师。此人虽然一直失学在家，但他的学业成绩一点也不差。反之，他是学校里数一数二的高材生、一个老师和其他学生眼中不可小觑的人物。

他考试从来都是第一第二，连第三都没有拿过。对这样一个优秀的学生，老师拍着胸脯打包票说："你报考东京大学吧，绝对没问题。"

话虽如此，几次考下来，他次次名落孙山。为什么？原来，他的身体出了一点状况。

平常考试，他都游刃有余，但是，一到东京大学入学考试，他的肚子就开始闹情绪，总想跑厕所。即使忍着不去肚子也一个劲儿翻腾，心思全跑到肚子上，连考卷上写的字也看不清了。

一朝遭蛇咬，十年怕井绳。经历一次失败后，第二年考试，他不由自主地想起上一次的遭遇，心一下悬得老高。于是，肚子问题再次上演。如此反复，5年考试，次次落榜。

他来找尾关宗园禅师的时候，刚刚经历了第5次落榜。"我该怎么办？"他一脸沮丧地说。

"如果你报考的学校不是东大，是不是就能顺利过关？其实你心里并不想报考东大，不是吗？"

说完，尾关宗园禅师客客气气地送走他，之后再也没有听到关于此人的消息。正在尾关宗园禅师琢磨他后来怎么样时，有一天，他突然出现在尾关宗园禅师面前，开口第一句说的话是："禅师，谢谢你！"听得尾关宗园禅师一头雾水。

他解释道："上次离开贵寺之后，我报考了别的大学。因为有之前刻苦学习的基础，不久就通过了司法考试。现在我是一名律师，工作很顺利。"

尾关宗园禅师说："是吗？不过，我可没有帮助你什么，是你自己从束缚中解脱出来，所以才有现在的成就。"

许多躯体形式障碍患者就犹如案例中的考生，认识不到自己的躯体病症来源于自己的潜意识，不主动去解决自己在现实中遇到的问题，却整天抱怨躯体不适。部分患者其实心里也知道自己为什么事情烦恼，但嘴上就是不承认，或者是不好意思说，他来找心理科医生的目的，也往往是想找个人验证一下他的想法，推他一把罢了。所以，一旦拂逆他的意识，他就会不高兴，再也不找你做心理咨询和治疗了。

为什么会这样呢？从心理学角度看，生病是患者解决冲突情境的方法之一，疾病是缩小自己世界的一种方法，随着个人的责任与担心的减轻，而比较有机会可以成功地回应情境。恩格尔对此曾简洁有力地写道："健康和疾病可被视为不同的生命面向。""把疾病看成是与自己分离之实体的想法，颇能打动人心。"罗洛·梅进一步解释道："我相信当代人对疾病的利用，正如同古人利用魔鬼一样——魔鬼是古人愤恨经验投射的客体，好让自己不用为这些经验负责。但是除了具有让我们免于疚责感的短暂意义外，这些妄想没有任何帮助。健康与疾病都是我们一生中持续不断与周遭世界调和过程中重要的一部分。"

简单地说就是，对神经症患者而言，躯体病症的存在大体上显示患者尚无法处理自己的焦虑，它可能是对抗更恶化状况的防卫。弗洛伊德曾提出："症状是被绑定的焦虑。"换言之，躯体病症可能是精神痛苦的一种逃避形式，心理冲突可以被具体化为胃溃疡、心悸、头痛或其他病症。这就是我们临床经常见到"当人们生病时，焦虑就消失"的原因所在，也是禅家要我们"正念""观照"的原因所在。

心静自然凉

巴楚仁波切听说有一个著名的隐士以长久的隐居和苦修闻名，于是他决定去拜访一下那位隐士。

巴楚仁波切好不容易才找到那个幽暗曲折、显然是经过刻意挑选的洞口，脸上不由得泛起一丝讽刺的苦笑。他向洞内张望。

"你是谁？"一个声音从里面传来，"你从何处来？将往何处去？"

"我从我背后来，向我前面去。"巴楚一边应答，一边走进洞去，他看到一个古怪的隐士坐在里面。

显然，巴楚的调皮令他感到十分困惑。隐士接着问："你在哪儿出生？"

"人世间。"巴楚答道。

隐士很有些被激怒了，他继续诘问："你叫什么名字？"

"无作瑜伽士。"隐士的客人继续他的调侃。

紧接着巴楚仁波切天真地询问隐士为何住在这偏远的地方，这正是隐士禁不住透着骄傲准备好要回答的问题。"我已经在这儿住了20年了，我正在修至高无上的忍辱波罗蜜！""非常好！"巴楚应道。然后，他倾身向前仿佛是要向隐士透露些什么一样，耳语道："不过像咱们这种老骗子实在是无法驾驭那种事的。"

隐士暴跳起来："你是个什么东西，胆敢跑来捣乱我的修行！是谁让你来的？为什么不让我这谦卑的修行人安安静静地禅修？"

"好啦！老兄！"巴楚平静地说，"现在，你的忍辱波罗蜜上哪儿去了呢？"

许多焦虑者、失眠者也是这样，总在不停地责怪周围的人、环境在干扰自己。最近有位患强迫症的高中学生来咨询，说同桌的写字声太重了，经常把自己的注意力吸引过去，实在受不了，曾换过好几次同桌，"似乎他们都是故意写给自己听似的"。另一位失眠者因忍受不了外面的声音，在大热天晚上要关着窗和门睡觉，也不开空调和电扇，而且还说经常被邻居家的空调声吵醒。这就有些像上文中的隐士，自己心中不静，到哪里也是白搭。正如四祖道信说：

外境本来就没有好恶、美丑、静闹等等分别，所有的差异都是因自心而生。我们以自己的好恶为标准，外境才会出现差别。比如，我们认为污泥很脏，美丽的莲花只有在污泥中才能生长；你若好心好意将泥鳅放在清水里，它只会死亡。我心若不起波澜，烦恼又从何而生呢？心灵平静如镜，便能平等观照外界一切，你就遍知无遗了。尽管天上风云变幻，你只要随心自在，无须对治，自会风消云散。

主要参考文献

［1］许又新. 神经症 [M]. 第 2 版. 北京：北京大学医学出版社，2008.

［2］张理义. 神经症 [M]. 第 1 版. 北京：人民卫生出版社，2009.

［3］Ronald D.Siegel 著，李迎潮，李孟潮译. 正念之道 [M]. 第 1 版. 北京：中国轻工业出版社，2011.

［4］Tian P.S.Oei 著，张新凯译. 焦虑、恐惧和恐怖的认知行为集体治疗 [M]. 第 1 版. 北京：人民卫生出版社，2009.

［5］Mark Williams，Danny Penman 著，刘海青译. 正念禅修 [M]. 第 1 版. 北京：九州出版社，2013.

［6］约翰·雅顿著，黄延峰译. 重塑你的大脑 [M]. 第 1 版. 北京：中信出版社，2011.

［7］大原浩一，大原健士郎著，崔玉华，方明昭译. 森田疗法与新森田疗法 [M]. 第 1 版. 北京：人民卫生出版社，1995.

［8］马克·威廉姆斯，约翰·蒂斯代尔，津戴尔·塞戈等著，谭浩清译. 改善情绪的正念疗法 [M]. 第 1 版. 北京：中国人民大学出版社，2009.

［9］乔·卡巴金著，雷叔云译. 正念 [M]. 第 1 版. 海南：海南出版社，2012.

［10］大卫·塞尔旺 – 施莱伯著，黄钰书译. 痊愈的本能 [M]. 第 1 版. 北京：中国轻工业出版社，2010.

［11］鲍勃·斯塔尔，以利沙·戈德斯坦著，祝卓宏，张妍等译. 正念生活，减压之道 [M]. 第 1 版. 南京：江苏美术出版社，2013.

［12］胡适. 心与禅 [M]. 第 1 版. 北京：新世界出版社，2012.

［13］宗萨蒋扬钦哲仁波切. 佛教的见地与修道 [M]. 第 1 版. 北京：新星出版社，2010.

［14］艾雅·凯玛著，陈锦书译.禅与自在解脱 [M].第 1 版.深圳：深圳报业集团出版社，2009.

［15］杰克·康菲尔德著，维民译.慧心自在：人人都能掌握的禅修疗愈之道 [M].第 1 版.海南：海南出版社，2011.

［16］德宝法师著，赖隆彦译.观呼吸 [M].第 1 版.海南：海南出版社，2011.

［17］圣严法师.禅的体验 [M].第 1 版.西安：陕西师范大学出版社，2009.

［18］王溢嘉.洗心禅 [M].第 1 版.北京：国际文化出版公司，2007.

［19］咏给·明就仁波切.根道果：禅修的方法与次第 [M].第 1 版.海南：海南出版社，2010.

［20］一行禅师.正念的奇迹 [M].第 1 版.北京：中央编译出版社，2012.

［21］张源侠.空镜救心 [M].第 1 版.北京：中国戏剧出版社，2005.

［22］巴里·马吉德著，吴燕霞，曹凌云译.平常心：禅与精神分析 [M].第 1 版.上海：东方出版社，2011.

［23］阿姜查.关于这颗心：戒·定·慧 [M].第 1 版.海南：海南出版社，2008.

［24］释继程.心的锻炼：禅修的观念与方法 [M].第 1 版.北京：世界知识出版社，2011.

［25］保罗·李普士编著，叶青译.禅的故事 [M].第 1 版.长春：吉林出版集团有限公司，2009.

［26］刘翔平.神经质人格——人类心灵痛苦的密码 [M].第 1 版.北京：北京师范大学出版集团，2010.

［27］铃木大拙著，孟祥森译.悟性的提升 [M].第 1 版.上海：上海三联书店，2013.

［28］IRVIND.YALOM 著，张亚译.直视骄阳：征服死亡恐惧 [M].第 1 版.北京：中国轻工业出版社，2009.

［29］威廉·哈特著，台湾内观禅修基金会翻译小组译.内观：葛印卡的解脱之道 [M].第 1 版.海南：海南出版社，2009.

［30］艾德蒙·伯恩著，邹枝玲，程黎译.心理医生为什么没有告诉我 [M].第 1 版.重庆：重庆大学出版社，2010.

［31］傅伟勋.死亡的尊严与生命的尊严 [M].第 1 版.北京：北京大学出版社，2006.

［32］罗伯特·兰甘著，董建中译.正念生命中重要之事：佛学与精神分析的对话 [M].第 1 版.上海：东方出版社，2011.

［33］Daniel J.Siegel 著，林颖译.正念的心理治疗师——临床工作者手册 [M].第 1 版.北京：中国轻工业出版社，2013.

［34］罗洛·梅著，朱侃如译.焦虑的意义 [M].第 1 版.广西：广西师范大学出版社，2010.

［35］廖阅鹏.禅门诗偈三百首 [M].第 1 版.北京：九州出版社，2012.

［36］廖阅鹏.禅门语录三百篇 [M].第 1 版.北京：九州出版社，2012.

［37］廖阅鹏.禅门公案三百则 [M].第 1 版.北京：九州出版社，2012.

［38］铃木大拙著，张石译.铃木大拙说禅 [M].第 1 版.浙江：浙江大学出版社，2013.

［39］陈兵.佛教心理学 [M].第 1 版.台湾：佛光文化事业有限公司，2007.

［40］铃木大拙，弗洛姆著，孟祥森译.禅与心理分析 [M].北京：中国民间文艺出版社，1986.

［41］惟海.五蕴心理学 [M].第 1 版.北京：宗教文化出版社，2006.

［42］方立天.寻觅性灵——从文化到禅宗 [M].第 1 版.北京：北京师范大学出版社，2007.

［43］郭鹏.坛经校释 [M].第 1 版.北京：中华书局，1983.

［44］普济.五灯会元 [M].第 1 版.海南：海南出版社，2011.

［45］道原著，顾宏义译.景德传灯录译注 [M].第 1 版.上海：上海书店出版社，2010.

［46］瞿汝稷，德贤，侯剑.佛典丛书：指月录 [M].第 2 版.四川：巴蜀书社，2012.

［47］C.罗伯特·克劳宁格著，范肖冬，赵山明主译.感悟幸福——心身和谐的科学 [M].第 1 版.河南：河南科学技术出版社，2009.

［48］卡伦·霍妮著，杨丽娴译.我们时代的神经质人格 [M].第 1 版.上海：上海锦绣文章出版社，2008.

［49］罗洛·梅著，杨绍刚译.自由与命运 [M].第 1 版.北京：中国人民大学出版社，2010.

［50］阮氏桃.禅宗与现代西方心理疗法 [D].华中师范大学硕士学位论文，2007.

［51］孔祥珍.铃木大拙与西方语境下的禅学研究 [D].武汉大学博士学位论文，2010.

［52］潘蒙孩.《坛经》禅学新探 [D].中国社会科学院研究生院博士学位论文，2010.

［53］张志芳."心王"与"禅定"：佛教心理学的研究对象与方法论 [D].苏州大学硕士学位论文，2010.

［54］吕艳敏.禅修与心理咨询师的个人成长 [D].华中师范大学硕士学位论文，2006.

［55］荣梅.禅宗"自然观"的理论内涵与美学意蕴 [D].安徽师范大学硕士学位论文，2010.

［56］吕少萱.禅宗的智慧及其美学 [D].南京师范大学硕士学位论文，2003.

［57］冯天春.禅宗生命观研究 [D].江西师范大学硕士学位论文，2011.

［58］陆敬闪.禅宗思想对心理治疗的启示 [D].河海大学硕士学位论文，2007.

［59］尚林.禅宗与世界——有关禅宗的几种比较研究 [D].南京师范大学硕士学位论文，2003.

［60］张瑞.神秀禅学思想研究 [D].郑州大学硕士学位论文，2012.

［61］李帮儒.神秀研究 [D].郑州大学博士学位论文，2010.

［62］赵旗.心学与禅学 [D].西北大学博士学位论文，1999.

［63］张宪增，王惠贞，陈俐.神经症病人就医行为分析 [J].齐鲁医学杂志，2000，15（1）：33—34.

［64］王祖承.评《综合医院精神卫生》[J].中华精神科杂志，2002，35（2）：121.

［65］高哲石.神经症的临床分类及其药物治疗进展 [J].2009，30（10）：625—627.

［66］彭焱，李建明．神经症的研究进展 [J]. 中国健康心理学杂志，2008，16（6）：701—705.

［67］李吉祝，潘淑先，宋丽娜等．简述神经症性障碍的现状与展望 [J]. 四川精神卫生，2010，23（3）：附 3—5.

［68］刘燕．通往心灵的福祉——佛教思想对心理健康的启示 [J]. 新疆石油教育学院学报，2007，9（1）：95—97.

［69］安容瑾．禅宗思想与现代西方心理治疗流派关系解析 [J]. 甘肃高师学报，2008，13（6）：129—131.

［70］张纪梅．佛教——一种特殊方式的心理治疗 [J]. 医学与哲学，2002，23（7）：53—54.

［71］刘青琬．《坛经》心理学思想初探 [J]. 石家庄职业技术学院学报，2004，16（1）：9.

［72］王求是，刘建新．不思善恶，本性自现——禅宗的心性思想与罗杰斯的心理治疗理论之比较 [J]. 宗教学研究，2007，（3）：117—119.

［73］李兆健，郑直．禅学与心理治疗 [J]. 上海精神医学，2009，21（4）：251—253.

［74］梁海虹．对禅宗"终极解脱"的心理学分析 [J]. 西北大学学报，2005，35（3）：64—68.

［75］孙延军．禅悟的心理生活本意 [J]. 首都师范大学学报，2001，22（2）：104—109.

［76］薛伟．禅修与精神分析的自我探寻 [J]. 上海精神医学，2004，16（5）：309—310.

［77］余青云，张海钟．基于正念禅修的心理疗法述评 [J]. 医学与哲学，2010，31（3）：49—51.

［78］谭钧文，吴和鸣．心理咨询与治疗中的正念训练 [J]. 牡丹江教育学院学报，2009，114（2）：94—95.

［79］魏吉槐，唐秋萍，邓云龙．简析中国禅学中的心理病理观 [J]. 中国临床心理学杂志，2012，20（2）：282—284.

［80］朱浩，朱蕾．略论禅与心理治疗相关的几个主题 [J]. 医学与哲学，

2010，31（3）：44—46.

［81］姚瑞，唐秋萍，邓云龙.略论中国禅学的心理治疗思想与方法［J］.中国临床心理学杂志，2012，20（2）：279—281.

［82］熊捍宏.森田疗法与佛学思想关系的探讨［J］.广西中医学院学报，2004，7（2）：45—46.

［83］熊韦锐，于璐.西方心理学对禅定功效的研究［J］.心理科学进展，2010，18（5）：849—856.

［84］熊韦锐，于璐.禅宗心性学说中的心理治疗思想探究［J］.心理学探新，2010，30（2）：7—10.

［85］李英，席敏娜，申荷永.正念禅修在心理治疗和医学领域中的应用［J］.心理科学，2009，32（2）：397—398.

［86］彭彦琴，江波，杨宪敏.无我：佛教中自我观的心理学分析［J］.心理学报，2011，43（2）：213—220.

［87］刘兴华，梁耀坚，段桂芹，等.心智觉知认知疗法：从禅修到心理治疗的发展［J］.中国临床心理学杂志，2008，16（3）：334—336.

［88］谭素芬，吴希林，邓云龙.中国禅学的人性观及对心理治疗的启示［J］.中国临床心理学杂志，2012，20（1）：139—141.

［89］朱婷婷.第三代行为治疗的核心概念：心智觉知［J］.医学与哲学，2010，31（9）：32—34.

［90］李虹.自我超越生命意义对压力和健康关系的调节作用［J］.心理学报，2006，38（3）：422—427.

［91］刘华.佛教禅学的精神治疗心理学思想［J］.安徽师范大学学报，2000，28（1）：138—144.

［92］许锦民.《坛经》中蕴涵的心理学思想［J］.广东培正学院学报，2010，10（4）：42—44.

［93］陈金宽.禅宗《坛经》心理学思想研究［J］.郑州大学学报，1995，（5）：18—22.

［94］方立天.禅宗精神——禅宗思想的核心、本质及特点［J］.哲学研究，1995，（3）：66—70.

［95］陈肖悦.佛教苦乐观背景下痛苦与其解除的心理学解读 [J]. 南昌教育学院学报，2011，26（9）：123—125.

［96］迟延萍.试论现代心理学与东方佛教的融合 [J]. 陕西师范大学继续教育学报，2000，17（1）：83—84.

［97］李兆健.慧然独悟　昭然共明——禅学与中医心理治疗浅谈 [J]. 上海中医药大学学报，2008，22（4）：39—42.

［98］王艳明，戴吉，谢丽琴，等.以止禅观呼吸技术治疗一例强迫症的案例报告 [J]. 中国临床心理学杂志，2013，21（3）：458—460.

［99］汪芬，黄宇霞.正念的心理和脑机制 [J]. 心理科学进展，2011，19（11）：1635—1644.

［100］李兆健，仇剑鉴，郑直.《坛经》与心理治疗浅谈 [J]. 上海中医药大学学报，2010，24（3）：29—33.

图书在版编目（CIP）数据

与自己和解：用禅的智慧治疗神经症/包祖晓，包静怡主编. -- 2版. --北京：华夏出版社有限公司，2023.5

ISBN 978-7-5222-0484-0

Ⅰ. ①与…　Ⅱ. ①包…　②包…　Ⅲ. ①禅宗－应用－神经症－诊疗　Ⅳ. ①R741.041

中国国家版本馆 CIP 数据核字（2023）第 032445 号

与自己和解：用禅的智慧治疗神经症

主　　编　包祖晓　　包静怡
责任编辑　梁学超　　苑全玲

出版发行　华夏出版社有限公司
经　　销　新华书店
印　　刷　河北宝昌佳彩印刷有限公司
装　　订　河北宝昌佳彩印刷有限公司
版　　次　2023 年 5 月北京第 2 版
　　　　　2023 年 5 月北京第 1 次印刷
开　　本　710×1000　1/16 开
印　　张　16.25
字　　数　256 千字
定　　价　59.00 元

华夏出版社有限公司　地址：北京市东直门外香河园北里 4 号　邮编：100028
网址：www.hxph.com.cn　电话：（010）64663331（转）
若发现本版图书有印装质量问题，请与我社营销中心联系调换。